ライフサイエンス選書

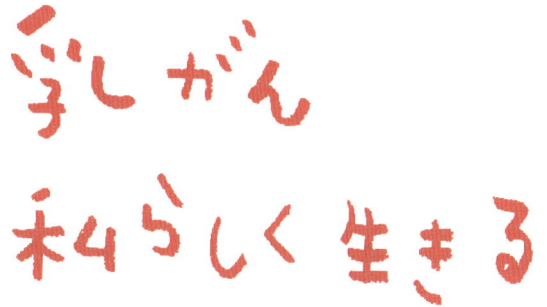

編・財団法人パブリックヘルスリサーチセンター

ライフサイエンス出版

目次

- この本を取られた方へ　　4
  渡辺　亨（国際医療福祉大学臨床医学研究センター教授／山王メディカルプラザ オンコロジーセンター長）

- 序「乳がんと診断された時」　　8
  編集部

第1章　知っておきたい標準治療と最新治療

- 検査でどの程度のことが分かるのでしょう　　16
  福内　敦（三井記念病院乳腺内分泌外科科長）

- 手術—乳房温存か切除かはあなたしだいです　　28
  岩田広治（愛知県がんセンター乳腺外科部長）

- 乳房再建はいつでもできるのです　　42
  岩平佳子（ブレストサージャリークリニック院長）

- 化学療法・ホルモン療法・抗体療法を正しく理解しましょう　　50
  渡辺　亨（国際医療福祉大学臨床医学研究センター教授／山王メディカルプラザ オンコロジーセンター長）

- 放射線治療にはがんの根治を目標にしたものと症状緩和を目標にしたものとがあります　　78
  光森通英（京都大学大学院医学研究科腫瘍放射線科学）

第2章　治療に伴うつらい症状対策

治療に伴う諸症状対策が工夫されています
中村清吾（聖路加国際病院外科医長）………88

乳がんとセクシュアリティ、あなたであることに変わりはありません
溝口全子（久留米大学医学部看護学科）………104

第3章　知りたい情報を入手するコツ

治験や新薬について知ることで治療の可能性が広がります
齋藤裕子（静岡県立静岡がんセンター臨床試験管理室）………110

治療に迷った時、どうしますか
宮内　充（乳がん医療情報コンサルタント　ブレストサービス社代表）………120

乳がん治療の医療費はいくらかかるでしょうか
寺井昭仁（ファイナンシャルプランナー）………132

第4章　「自分流」日常生活の工夫

こころの落ち込みを受けとめ、自分らしい対処法を知りましょう
大木桃代（文教大学人間科学部人間科学科助教授）………146

家族との関係を見直すきっかけとなるかもしれません
編集部………160

私らしく生きるためのメッセージ
編集部………172

おわりに
大橋靖雄（東京大学大学院医学系研究科教授）………178

＊アンケート回答にご協力いただいた患者会の皆様に、心より感謝申しあげます。
● アンケート調査企画協力：高山智子（岡山大学医学部保健学科看護学専攻地域看護学講座講師）
● アンケート調査集計・分析：別府文隆（東京大学大学院医学系研究科）

この本を手に取られた方へ

「私にとって一番効果のある治療法は何でしょうか?」

これは、患者さんにとって最も知りたい情報の一つでしょう。しかしこの答えを自分で見つけることはそう簡単ではありません。最新の情報だとしても、医師向けの医学情報は専門的過ぎますし、新聞や雑誌などで大々的に広告されている健康食品などが本当に効くかどうかは疑問です。溢れる情報の中から、自分に必要なものだけを選ぶのはとても難しいことだと思います。

私たち医師は、日常診療で多くの乳がん患者さんからさまざまな問いかけを受けます。進行度はどうなのか、乳房を切除しなければいけないのか、薬物療法の必要性はあるのか、再発や転移へどう立ち向かっていけばいいのか、深刻な悩みをぶつけられます。

そこで、患者さんが遭遇する治療選択へのヒントを少しでも提供できれば、と本書の発行を企画しました。

この本の特長は、乳がんを体験された190名の方々からのご意見をもとに、乳がん診療に携わる専門家の意見を十分に盛り込んだ点にあります。乳がんの患者さんひとり一人が自分らしい生き方を見据えた治療選択の手助けとして、さまざまな視点から必要な情報を分かりやすくまとめてあります。

第1章では、乳がんに関連する最新情報として検査・診断方法、手術による標準的治療や最新治療、一度失った乳房を取り戻す手術の乳房再建、化学療法・ホルモン療法といった薬による治療方法、放射線治療の紹介を行っています。

第2章では、さまざまな治療に伴う、つらい副作用の対処法、日本ではあまり語られてこなかったパートナーとの関係、セクシュアリティについてのページも設けています。

第3章では、自分にとって役立つ情報を入手するためのコツや、新薬の臨床試験（治験）への参加方法、そして治療に迷った時のセカンドオピニオンを得る方法や乳がん治療にかかる具体的な費用、医療保険などにも紹介しています。

最後の第4章では、毎日の生活を「私らしく」送るために、「こころ」の問題や落ち込んだ時の対処法、家族や周りの人との上手な関係の保ち方まで取りあげてみました。乳がんの先輩からの温かいメッセージも添えられています。

本書のタイトルでもありますが、「私らしく生きる」ことは人間にとって自己実現の最大の目的でしょう。自分はこう考える、こう思う、こうして欲しい、こう行動したい。本書が、そのための知識や手助けとなれば、これ以上喜ばしいことはありません。

あなたは、あなたらしく、今までのあなたのようにいきいきと生きていっていただきたいと思います。そんな私たちの気持ちを込めて、この本をお届けします。

最後に、この本を出版するにあたり、生の声をお寄せいただいた患者さんたちに心より感謝いたします。また本書の出版を含め、乳がんに関するさまざまな情報提供を支援してくれている乳がん臨床研究支援事業（CSPOR）事務局の方々、ライフサイエンス出版の毛利公子さん、平野弘美さんには大変お世話になりましたことをこの場をお借りして御礼申しあげます。

2004年初夏

渡辺　亨
（国際医療福祉大学臨床医学研究センター教授／
山王メディカルプラザ オンコロジーセンター長）

序 「乳がんと診断された時」

「乳がんの検診は受けていますか?」

本書を企画する際に、インターネットで一般の方にお聞きしてみました。回答者47名(平均年齢33・5歳)のうち、受けているのは半分弱。自己検診の実施は、6割強の方が「していない」との回答でした。「乳がんのイメージ」をお聞きしたところ、「乳房がなくなってしまう、奪われる」との意見が最も多く、「早期発見すれば治る」「心理的問題が大きい」「しこりができる」の順でした。また、治療法の認知度は50％でした。

30〜64歳のいわゆる壮年期女性のがんによる死亡原因のトップは、乳がんです。2000年の厚生労働省の統計では、この年に乳がんにかかった人の数が3万4千307人、死亡数が9千248人でした。患者数は今後も、増えることが予想されています。しかし私たちは、日頃、病気を意識しながら過ごしているわけではありませんし、特別な出来事がなければ、あえて情報を入手することもありません。したがって、突然、「乳がん」と診断されたときの戸惑いは大きいものがあります。

編集部では、多くの患者さんにアンケート調査および直接お目にかかり、乳がんに対するさまざまな想いをお聞きしました。例えば、診断された時の

気持ち。その時、体験者の皆さんは、乳がんをどのように捉えたのでしょうか。少し時間が経ったあとだからこそ伝えられることがあります。

🌸 H・Kさん、54歳、徳島県在住。1994年（平成6年）に発病、乳房温存術を受け、抗がん剤を1年間内服。現在（2003年）は年1回の定期検診のみで治療はなし。

「自分でしこりに気づいてから3か月後の集団検診で専門医を紹介されました。乳がんにかかる人が増えていることは知っていたけど、まさか自分がなるとは思っていませんでした。7割ががんで3割が良性かも、との期待はありましたけどね。がんそのものは、やっぱりそうだったかという感じで、それほどショックはありませんでした。ちょっとショックだったのは（細胞診の）数値が（レベル）4で悪性度が高かったことです」

🌸 M・Kさん、43歳、神奈川県在住。10年前に右乳房温存術、3年前に左乳房全摘・同時再建。現在再発し、28日に1回ゾラデックス（ホルモン剤）注射、ノルバデックス（ホルモン剤）服用中。

「最初の病院で、すぐ手術しないと死ぬ、というような言い方をされ、死を目前に感じましたが、その後他の先生を受診したら、そんなにすぐには死なないなあと思うことができ、ものすごく気持ちが楽になりました。最初に診断された時は、小学生だった子供のことを第一に考えました。今回は再発

で、やばいかな、と。"死"と隣り合わせですね。普通に生活できる期間があとどのぐらいあるのか。卵巣機能を抑えるために28日に1回注射を受けているんですが、この治療が終わったらどうなるのか、そういう焦りはあります。再発するまでは、病気を、マイナスではなく誇りに思っていました。8年過ぎてもう大丈夫だろうと、つらいことを乗り越えた、みたいな…」

❀ T.M.さん、67歳、福岡県在住。15年前、右乳房非定型術、化学療法を受けた。現在は何事もなく、がんの定期検診は受けていない。

「手術して1週間目、手術が無事に終わってほっとした頃のことでした。最終的な診断結果を聞き、私はがん患者なんだ、同世代の普通の人とは違うんだ、という思いがわき上がってきたんです。そしてまた、その時初めて乳房喪失感がどっと押し寄せてきましたね。一時的ですが、精神的にコントロールが利かなくなり、主治医に向かって泣きわめいたりしました。突然に死が目の前にやってきたという感じでした。あとで、『冷静に化粧して電車に乗って入院したあなたがあんなに取り乱したのは信じられなかった』って同室の方に言われました」

❀ Y.K.さん、50歳、神奈川県在住。2001年(平成13年)に診断され、術前にホルモン療法、卵巣の放射線照射を受け、2003年(平成15年)しこりが縮小し温存術を受けた(リンパ節郭清はせず)。その後放射線治

10

療を受け、現在は、ホルモン剤を服用。

「一人で病院に行き、診断を聞きました。ショックでした。漠然とがんへの恐怖感はありましたが、周りにがんの人がいなかったので、集団検診で、大丈夫、がんではないと言われたんです。自分でも安心したいという気持ちがあり、放置してしまったんです。甘かったですね。乳がんと告知された時は2週間ぐらい精神的におかしくなり、食欲が落ちました。毎朝、目覚めるたびに、これが夢だったら、と何度も思いました」

❋ H・T・さん、52歳、大阪府在住。1997年(平成9年)に右乳房部分切除術、腋窩リンパ節郭清術、放射線療法、ホルモン療法・化学療法(内服)を受ける。2001年(平成13年)に肺に転移し、アリミデックス(ホルモン剤)、フルツロン(抗がん剤)を服用中。

「乳がんと診断された時は、もうこれで人生が終わりだなあと思いました。32年間フルタイムで従事してきた看護師を辞めました。仕事だけではなく、人生が180度変わりましたね。看護師としていろいろな患者さんを見てきましたので、先々どういう状態になるかわかってしまうので、考えてしまうんです。だから現在の治療だけでは不安で、なんとかしなければ…。で、免疫療法も受けていますし、陽線子療法も受けたいです。今こうしている間にも血液を巡ってどこかに転移しているかもしれない、という不安はありますね」

❦ O.R.さん、45歳、栃木県在住。2001年(平成13年)しこりに気付き健康診断を受診。乳房温存術、放射線療法、化学療法・ホルモン療法を受け、現在は3か月に1回受診。

「一人で受診し、悪性と告知されました。その時は、頭がクラクラしました。これですべてが終わりだと思い、涙が止まりませんでした。手術への恐怖や自分が自分でなくなってしまう恐怖、早く(がんを)取らないと死んでしまうと思ったんです。心の余裕がなかったですね。診断されてから数か月間はとにかくいろんな所に電話をしまくりました。乳がんは、ルールがない病気です。自分が深いところまで落ちたことから、生きていることの味わいがものすごく変わってきました。だから怖い病気というだけのイメージでしたが、今はすごく不思議な病気だなって思います」

❦ T.M.さん、41歳、茨城県在住。2001年(平成13年)に右乳房にしこりを感じ、外科医院を受診し、がんではないと診断。2002年(平成14年)、しこりが大きくなったので病院を受診し、乳がんと診断。非定型乳房切除術、化学療法・ホルモン療法、放射線療法を受ける。2003年(平成15年)に骨転移が見つかり、現在、月に1回ゾラデックス(ホルモン剤)、アロマシン(ホルモン剤)、ビスフォナール(骨吸収抑制剤)を処方。

「先生に無表情で事務的に、乳がんとずばっと言われました。医師や看護師と相性が合わず治療方針も違うので、別の病院へ変わりました。いずれは

死ぬことは分かっているのですが、この病気は粘ろうと思えば粘れるんじゃないかと思っています。そのためにいろいろと調べています。この薬がだめなら次はこれ、と。再発しなければ死はあまり考えなくても良いと理解していましたが、再発してしまい、今回は段階が違うので、ショックはかなり大きかったですね」

❦ M.N.さん、43歳、東京都在住。2003年（平成15年）化学療法を実施し、4か月後に右乳房非定型術、放射線療法、ノルバデックス（ホルモン剤）を服用。現在、変化なし。

「毎年受診している婦人科検診で異常が見つかったのですが、医師は乳がんではないと。でも念のため他の病院を受診し、がんと判明しました。恐怖心がありながら、まだピンと来ないんです。手術前は夜中に飛び起きることがありましたが、最近やっと頭の中から、がん、のことが離れている時間が長くなってきて楽になりました。時間が経てばもっと忘れていくだろうと思っています」

❦ N.R.さん、67歳、神奈川県在住。人間ドックで異常が発見され、専門医を受診し2002年（平成14年）温存術を受けた。退院後、化学療法、放射線療法を受け、現在は経過観察中。

「乳がん治療の入院日程を決めた帰りに交通事故にあったんです。がんで

はなく、交通事故で死ぬこともある、と思ったんですね。それ以来、人生を達観するようになりました。がんと寿命とは違うんじゃないかと」

❀U・N・さん、58歳、東京都在住。2003年（平成15年）自分でピンポン球大のしこりを発見し、外科外来を受診。乳房温存術、左リンパ節（10個）郭清、ホルモン療法、放射線療法を受け、現在はホルモン剤1錠服用。2か月に1度受診している。

「一緒に行った子供たちが待合室で病名を聞いて泣いていました。それで、自分の命が有限であることを初めて突きつけられた感じです」

「がん＝死」のイメージはやはり根強く、誰もが「信じられない」、「信じたくない」、「なぜ自分が？」といった気持ちで、恐怖の消えることはありません。自分の死を現実のものとして考えざるを得ない瞬間。その時、私たちはどう生きようと考え、どんな治療法を選択するのでしょうか。

本書の発行に際し、乳がん患者さん190名に治療選択や日常生活の工夫などについてアンケート調査を行いました。また、アンケートでは表現しきれない思いを、10数名の方にお目にかかりお聞きしました。乳がん治療の専門医（家）のアドバイスとともに患者さんたちのメッセージから、あなたが治療法を選ばれる時のヒントとしていただければと思います。

第1章 知っておきたい標準治療と最新治療

検査でどの程度のことが分かるのでしょう
福内　敦（三井記念病院乳腺内分泌外科科長）

手術──乳房温存か切除かはあなたしだいです
岩田広治（愛知県がんセンター乳腺外科部長）

乳房再建はいつでもできるのです
岩平佳子（ブレストサージャリークリニック院長）

化学療法・ホルモン療法・抗体療法を正しく理解しましょう
渡辺　亨（国際医療福祉大学臨床医学研究センター教授／山王メディカルプラザ　オンコロジーセンター長）

放射線治療にはがんの根治を目標にしたものと症状緩和を目標にしたものとがあります
光森通英（京都大学大学院医学研究科腫瘍放射線科学）

検査でどの程度のことが分かるのでしょう

インターネットで回答してくださった一般の方47名に、「乳がんを疑ったらどの診療科を受診するか」をお聞きすると「婦人科」「乳腺外科・乳腺外来」「外科」の順でした。婦人科医の中には乳がん治療に精通している医師もいますが、専門と言えば、「乳腺外科・外来」となります。ここ数年でその数が増えてきたとは言え、まだまだ不十分な状況です。

乳がんの検査には目的によって、①乳がんかどうかを調べる検査、②がんが乳腺の中にどの程度広がっているかを調べる検査、③他の臓器に転移していないかどうかを調べる検査があります。これらについて紹介していきましょう。

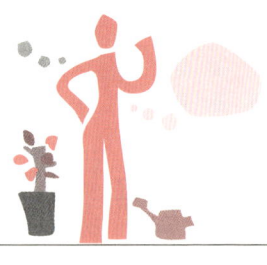

● がんと正常な細胞とはどこが違うのですか

検査のお話を始める前に、少しだけ「がん」とはどんなものなのかをおさらいしてみましょう。

細胞は1つのものが2つに分かれ（細胞分裂）、さらに2つが4つにと分裂を繰り返しながら数が増えていきます（増殖）。普通の細胞はある決まった回数まで分裂するとそれ以上は分裂しないように調整されているのですが、がん細胞は休み続けることなく分裂、増殖する能力を持っています。これが一つ目の違い。

普通の細胞は、もともとの組織でしか生きることはできないのですが、がん細胞は、血液やリンパの流れに乗って、乳腺組織から離れたところ、たとえば肝臓や肺、骨などにたどり着き、そこで住み着く特殊能力（転移）をもっています。どこでも生きていける強靭な体力をもち、どこに行っても自分の住みやすい環境を作ることが得意な細胞と言えます。これが二つ目の違いです。

さまざまな要因からいくつかの遺伝子の異常が積み重なり、その結果として乳腺組織の一部の細胞が、がんとしての能力をもつようになり、増殖してできたものが、乳がんです。

1章 知っておきたい標準治療と最新治療

● がんが少しでも体の中にあればすぐに分かるのですか

ある程度増殖してからでないと分かりません。細胞は、顕微鏡で拡大してやっと分かる程度ですから、1つのがん細胞ができたとしても誰にも分かりません。何回か細胞分裂を繰り返し、細胞の数が1億個くらいまで増えるとやっと1cmのしこりになります。普通、触ったり、検査画像で何かあるかなと分かるのは1cmくらいがいいところです。細胞が分裂するのにかかる時間は90日〜120日くらいと言われ、これをもとに計算すると、1cmになるのには約10年近くかかります。とすると乳がんと診断された時は、体の中に最初にがん細胞ができた時点から見ると、だいぶ時間が経っていると言えます。よって、「画像で見つからない=体の中にがんがない」、ではありません。

● 手術したのに再発するのはなぜ

手術前の検査では、肺や骨や肝臓に転移はなかったのに、術後に転移・再発の見つかることがあります。乳がんの再発の多くは2年以内に起こってきます。取り切れなかったところから急に再発したとの考えもあるかもしれませんが、先ほどお話ししたがん細胞の増殖の速さ(速度)から考えると、むしろ手術の時には画像検査で見つからなかっただけと考えたほうが良いでしょう。すでにずいぶん前にがん細胞は、血液やリンパに乗って他の場所に流れ出ていて、乳腺に遅れること数年で、画像で確認できるほどになってきたというわけです。

さあ、それでは検査のお話を始めましょう。

● まず乳がんかどうかを調べる検査です

標準的な検査は、視触診、超音波、マンモグラフィの3つです。悪性(がん)が疑われる、否定できない場合には細胞診を行って診断を付けます。細胞診でも診断が付かない場合に針生検や切開生検などの組織診断を行います。これが一般的な乳がんの診断のプロセスです。

(1) 視触診

乳房は女性のシンボル。ご自分にとってはもちろん、パートナーにとってもかけがえのないものですね。ご自分でもお風呂に入って体を洗う時や、着替えの時に見たり、触ったりすることができますね。がんは、ときに周りの組織を引き込んで増殖するため、皮膚にくぼみができたり、乳首が陥没したりします。

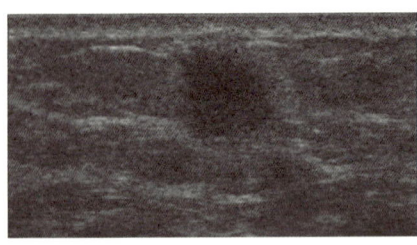

写真1　乳がんの超音波所見
表面から皮膚、脂肪、乳腺組織です。不規則な形をした黒っぽい部分が、がんです。下に白く見えるのは石灰化を示します。

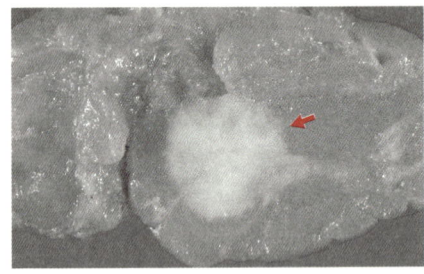

写真2　肉眼所見
がんとその周辺の組織の割面です。白く見えるのが、がんです。その周囲が脂肪組織です。

写真3　マンモグラフィ所見
乳腺の下方に白く濃く見えるのが、がんの部分です。
その部分を拡大してみると、白い部分の周りにさらに白く細かいものが広がっています。乳管に沿ってがん細胞が伸びている所見です。

(2) 超音波

映し出される像の形や性状を参考にして、良性なのか悪性なのかを判断します。体に対する悪影響はなく、手軽に何度でも行えます。診察室に置いて聴診器のように使っている施設もあります。超音波の画像と手術で取った病変の割面とは良く一致することが多いです。(写真1、2)

(3) マンモグラフィ (写真3)

特殊なフィルムと管球（放射線を発生する装置）を利

1章　知っておきたい標準治療と最新治療

用した乳腺専用のレントゲン検査です。しこりがあると周囲の乳腺組織に比べて、濃く（白く）映って見えます。この、より白い部分の境界がギザギザしていたり、糸を引くようなものがある時には、がんを疑います。触診や超音波では分かりにくい細かい石灰化を伴う病変を描出するのが得意です。

「乳腺を圧迫するのはどうして？」とよく聞かれるのですが、それには二つの理由があります。一つは、圧迫することでしこりと周辺の正常乳腺との差が際立ち、所見がとらえやすくなります。もう一つは、必要以上の被曝を避けたいからです。

できるだけ痛みが少なく圧迫撮影ができるよう、技師さんたちも勉強をしたり、工夫をしています。ご協力お願いします。

● **マンモグラフィで「石灰化している」と言われました。これって乳がんということですか**

石灰化＝乳がんではありませんが、触っても分からず

マンモグラフィで見つかる乳がんもあります。

石灰化の多くは、乳腺組織内の変性やカルシウムの沈着、線維腺腫など良性の原因で起こります。しかし細かい石灰化（微細石灰化）の中には、乳がんの場合があります。一部分に集中してあったり、細かく線状や枝分かれ状の石灰化がある場合には、乳がんである可能性が高いです。細胞や組織を取って確認する必要がありますね。これらのがんの多くは、乳管の中に留まった乳管内がん、または非浸潤がんというごく早期の乳がんの可能性があります。

● **検診で、マンモグラフィ検査もするのですか**

検診の目的は、早期発見をして死亡率を下げることです。こうした目的で厚生労働省も、数年前から乳がん検診にマンモグラフィを導入するようになりました。現在は50歳以上の方で2年に一回のマンモグラフィ検診を勧めていますが、2004年度から40歳代にも対象が広がることになりました。

● マンモグラフィによる被曝が心配ですが

被曝の影響を考える上では、実効線量（ミリシーベルト）という数値が用いられます。マンモグラフィの実効線量は0・05〜0・15ミリシーベルトと言われています。一方、ふだん地球上で生活しているだけで、1年間に2・4ミリシーベルトの自然放射線を受けています。それと比較するとわずかな線量で、被曝をあまり不安に思うことはありません。ただ胎児に与える影響はあるので、妊娠中や妊娠が疑われる場合には避けてください。可能性がある時には、検査前に教えてくださいね。

● がんの可能性がある場合

視触診、超音波、マンモグラフィで悪性（乳がん）の可能性がある場合には、次に、がんであるかを直接、細胞や組織で調べるステップに進みます。体に対する影響（侵襲）がいくつかの方法があります。三つの検査が少ない方法から行われるのが一般的です。三つの検査に用いられる針の太さを比べた写真を見てください。ずいぶん太さが違いますね（写真4）。

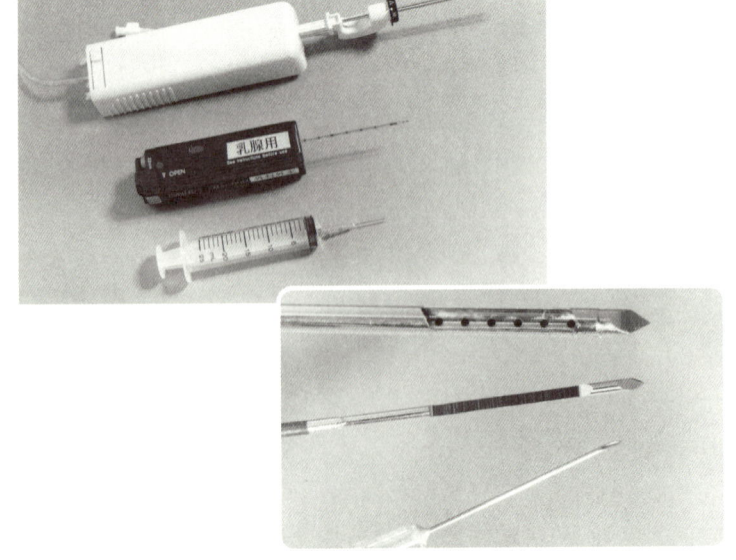

写真4　3種類の針の太さの比較
（下から）細胞診（穿刺吸引細胞診）、組織診（針生検）、マンモトーム生検

（1）細胞診（穿刺吸引細胞診）

しこりの中に細い針を刺し、陰圧をかけて細胞を吸引します。細胞の特徴から悪性、悪性の疑い、鑑別困難、正常あるいは良性、検体不適正の5段階に分けます。クラス5は、がん細胞に特徴的な"顔つき"をもち、がんで間違いないという意味です。

「細胞診でクラス5と言われました。もう末期という意味ですか?」

多くの方に聞かれる質問です。そうではありませんので安心してください。細胞診は、がん（悪性細胞）かがんでない（良性細胞）かを判定するための段階（クラス分類）です。乳がんの進み具合（進行度）や今後の見通し（予後）を表すものではありません。

では、「細胞診で100%診断が付くの?」というと、針先がうまくしこりに当たらず、細胞の取れないことがあります。当たっても細胞がうまく吸引できないこともあります。ちゃんと細胞が取れても顕微鏡で見るための処理がうまくいかなかったりすることもあります。きちんとした標本ができても、がんや良性の細胞の特徴が乏しくて正しく判断できないことなどがあります。ベテランや専門家がやってもうまくいかないこともあります。診断が付かない時には、改めて細胞診を行うか、次の検査を行います。

（2）組織診（針生検）

色鉛筆の芯くらいの太さの針を用いた検査です。細胞診よりも情報量が多く、より診断は確実です。麻酔をしてから検査をします。

通常の針生検よりさらに太い針で検査します。針先の角度を変えることにより、一回の穿刺で何回も組織を吸引して取ることができます。超音波をガイドにして行う場合とマンモグラフィを見ながら行う場合とがあります。小さなしこりの場合、何回かの吸引でしこりを全部取りきってしまうことも可能です。傷跡はほとんど分からなくなるのがメリットです。2004年4月から保険適応になりました。

これは、技術と特殊な装置を要します。マンモグラフィをガイドに行う場合には、乳腺を挟んだままで30分以上かかるのが難点かもしれません。いずれも経験の多い

（3）マンモトーム生検

施設（医師）のほうが安心だと思います。

(4) 切開生検（小手術）

それでも診断が付かない場合やマンモトーム生検を行うのが難しい場合などに、局所麻酔をして、皮膚を切開して乳腺組織の中のしこりそのものを取り出す方法です。診断は確実です。乳房が変形することはありませんが、小さくても2〜3cm以上の傷が残ります。特別なことがなければ日帰り手術が可能です。

● 特殊な場合の検査法

(1) 乳首から液が出る

乳頭異常分泌と言います。分泌液が出る原因の大半は良性ですが、がんの症状である可能性がありますので良く調べることが大切です。

分泌液の性状を調べる検査と乳管の中を調べる検査があります。分泌液の性状を調べる方法には、潜血反応、細胞診、マンモテック検査などがあります。マンモテックは、分泌液の中に含まれるCEAという物質の濃度を測定する検査です。CEA濃度が極めて高い場合には、乳頭異常分泌の原因が乳がんである危険が高いと考えられます。

一方、直接乳管内を調べる方法としては、乳管造影検査と乳管内視鏡検査があります。乳管造影検査は、乳首の分泌液が出てくる口から造影剤を入れて乳房を撮影する検査です。乳管内視鏡検査は、とても細い内視鏡を用いて実際に乳管の内部を観察する方法です。乳管内視鏡検査では、細胞を採取してがんかどうかを調べることもできます。

(2) 乳がんの広がりを調べる

これまでの検査で乳がんという診断が確定した場合の次のステップは、どのように治療を行うかということになります。治療について詳しくは28ページ以降でも述べられていますが、手術、放射線治療、薬物療法の3つがあります。早期の場合は、手術が第一選択となることが多いでしょう。乳がんはしこりが小さくても、乳管に沿って予想以上に広がっていたり、いくつかの病変が多発していることがあります。病変の広がり方によって手術で切除する、取り除く範囲が異なってきます。

最近は、部分切除だとがんが残ってしまい不適切であ

ったり、大きく取ると乳房の形がかなり変形しそうな場合に、まず薬（抗がん剤）で治療をし、しこりを小さくしてから手術に臨むという方法も行われるようになってきました。

こうしたことから病変の広がりや治療効果の判定、術後整容を予測することも重要な情報となってきています。その主な目的として、CT（コンピュータ連動断層撮影）やMRI検査を行います。

がんも生物なので、栄養がなければ生きていけません。旺盛な細胞増殖を行うには、栄養の補給が必要です。がんには自分たちに有利な環境を作るべく周囲にたくさん血管を作る得意技があります。病変の広がりは、主に造影剤を利用してこうした血管の多さ、血流の多さを見るように工夫されています。

［ヘリカルCT］

造影剤を用いる高速、高画質のCT検査です。一回の息止め時間で撮影できるため通常のCT検査より被曝も少なくて済みます。MRIのような特殊コイルが必要ではなくて（安くできる）、手術の時と同じ体勢で検査ができる、などのメリットがあります。

［MRI 核磁気共鳴画像（写真5）］

少し難しい話になりますが、磁場にさらされた荷電粒子に、特定の周波数の電磁波を与えると、荷電粒子は音叉（おんさ）のように共鳴して、自らも電磁波を発生します。この現象を利用して体の内部を画像にしたのが、MRI検査です。CTとは異なり放射線被曝はありませ

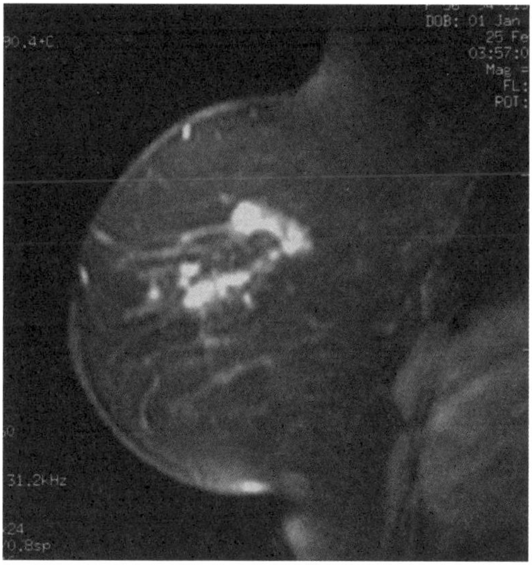

写真5　MRI
乳管に沿って病変の広がっていることが分かります。

ん。ガドリニウムという薬を注射して、その染まり具合から良悪性を区別することができます。どのような断層方向も可能であり、また画像処理をすれば三次元撮像も可能です。最近ではMRM（MRマンモグラフィ）と呼ばれることもあります。

（3）転移がないかを調べる検査

治療を始めるにあたって、転移しやすい肺、骨、肝臓などに転移がないかを調べます。レントゲン検査（胸部や骨）、骨シンチグラフィ、肝臓超音波、CT（腹部・胸部）などの検査を行います。施設によって方法はさまざまです。骨の転移が疑われる時には、MRI検査は骨の内部を見ることができ診断に有用です。それぞれの検査に検出できる限界があるのは、始めにお話ししたとおりです。

● 治療が終わっても定期的に通院するのですか

片方の乳腺に乳がんができた方は、反対側にも乳がんのできる危険性が高いのです。10年間で100人に4人

の割合で、対側の乳がんが発生すると言われています。海外のガイドラインでは、定期的な視触診と1年に1回のマンモグラフィ撮影が勧められています。

● 再発を見つけるために瀕回に検査を受けたほうが良いのですか

残念ながら、再発は早く見つけても、症状が出てきてから見つけても、生存期間にはあまり差のないことが分かっています。血液の腫瘍マーカーの測定を含めて転移を調べる各種画像検査も、治療成績を良くするためにはあまり意味がないと考えられています。アメリカ臨床がん学会、日本乳癌学会のガイドラインでもこれらの検査を勧める根拠はないとされています。ですから、あまり瀕回に検査を行うことはお勧めできるとは言えません。ただ画像あるいは血液検査で見る限り怪しい結果がないという事実は、再発の危険に対する不安を和らげる効果はあると思います。

● PETは有用でしょうか

最近、がんの再発の診断にPET（positron emission tomography）陽電子放射線断層撮影法（写真6）も応用されるようになりつつあります。がん細胞は、正常

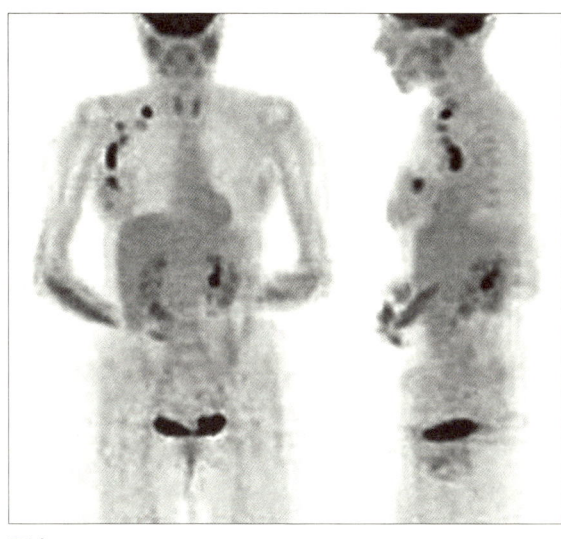

写真6　PET
右乳がんと脇の下、首の付け根のリンパ節に異常集積を認める。
（東京女子医科大学核医学・日下部教授より）

細胞に比べて、ブドウ糖をたくさん細胞の中に取り込んで消費することが分かってきました。この違いを利用して、ブドウ糖が他の部分よりたくさん集まる場所を見つければ、がんの存在が分かります。ブドウ糖に放射性同位元素をくっつけたお薬を注射します。がんはブドウ糖をたくさん取り込むので、一緒に放射性同位元素もくっついてがん細胞に集まってきます。この集まった放射性同位元素をCTに似たPETカメラで撮影し画像化したのがPET検査です。これまでより早い段階でがんの存在を知ることができる、一度の検査で頭のてっぺんからつま先まで検査ができる、というメリットがあります。

ただPETを用いて再発を早く見つけ治療することで、生存期間が長くなるかどうかは、まだ分かりません。検診目的では保険適応がなく、高価な検査ですが、乳がんの診断が付いていて再発の診断という目的であれば、保険適応になりました。ただし検査のできる施設はまだ限られています。

以上、現在日常診療で行われている検査を中心に、お話ししてきました。

私らしく生きるためには、自分が受ける検査の目的や、メリット・デメリットを理解していただくことが第一歩です。疑問や不安をもったまま検査や治療を受けるのは、私たち医療者にとっても患者さんや家族の方にとっても望ましいことではありませんね。外来の限られた診療の中で、十分にご理解いただける説明は難しいのですが、少しでもお役に立てれば幸いです。一緒に立ち向かっていきましょう。いつも私たち医療者はあなたの味方です。

〈付〉乳がんの病期分類

乳がんは、マンモグラフィや超音波などの検査により、1.しこりの大きさ、2.リンパ節への転移の有無、3.他の場所への転移の有無を調べ、以下の表に示すように、分類されます。この分類はTNM分類とも呼ばれます。

乳がんの病期分類（TNM分類）

T：原発巣	
Tis	非浸潤がんあるいは腫瘤を認めないPaget病
T0	原発巣が視触診、画像診断（マンモグラフィや超音波）でも確認できないもの
T1	しこりの大きさ（画像診断を併用して判定する）が2cm以下のもの
T2	しこりの大きさが2.1cm～5cmのもの
T3	しこりの大きさが5cmを超えるもの
T4	大きさに関係なく皮膚に顔を出したもの
N：所属リンパ節	
N0	転移を認めないもの
N1	腋のリンパ節（腋窩リンパ節）に転移を疑うもの
N2	腋のリンパ節に固定されたリンパ節転移を疑うもの
N3	体の正中に近いところにあるリンパ節（胸骨傍リンパ節）に転移が疑われるもの
M：遠隔転移（骨、肺、肝臓など乳房から離れたところ、鎖骨の上のリンパ節も含む）	
M0	転移を認めないもの
M1	転移を認めるもの

TNM分類

病期0　Tis非浸潤がん

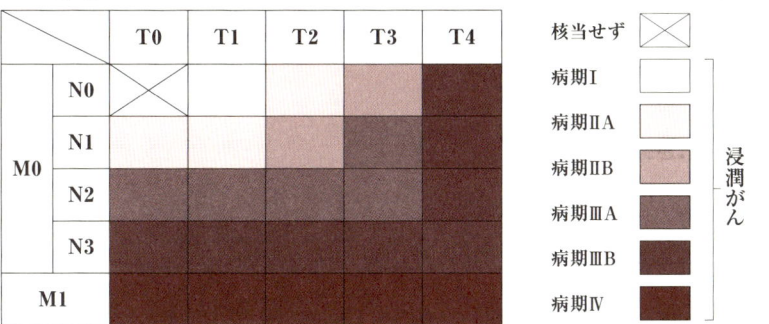

（日本乳癌学会（編）：乳癌取扱い規約、第14版。金原出版、東京、2000より引用・一部改変）

Copyright 2002-2003 ©, CSPOR-BC

手術――乳房温存か切除かはあなたしだいです

現在、乳がんの手術は、がんのできている乳房を部分的に切除する「乳房温存手術」が標準的手術法と言って良いと思います。しかし、発見時すでにしこりが大きな方（3㎝以上）や、しこりは大きくないが手術前の画像検査で広く乳房内にがんが広がっていることが分かった方などは、がんを取り除き、美容的にも優れた乳房が残せないと判断された場合は、「乳房切除術（乳房を全部切除するが筋肉は残す）」を選択することになります。

しこりが大きく乳房温存術の適応にならない方の中で、乳房を残すことを強く希望される方のためには、手術の前に抗がん剤の治療を行う「術前化学療法」という選択もあります。しかし、術前化学療法をしたすべての方に温存手術が可能になるわけではありませんので、注意が必要です。

自分で発見した時、あるいは検診などで発見された時の乳がんの状態は、個々の患者さんで異なります。乳がんが、触れない状態で発見された方から、気付いた時にはかなり大きな方まで様々です。それぞれの状態での標準的な手術の考え方、方法をご紹介します。

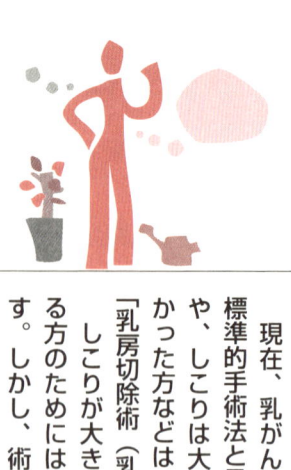

● 非触知乳がんへの標準的な手術法はどうなりますか

最近、乳がん検診へのマンモグラフィ（乳房を挟んでレントゲンを撮る検査）の普及によって非触知乳がん（手で触れても分からない乳がん）の発見の割合が増加しています。検査の項ではマンモグラフィで異常を指摘された場合、超音波のみで発見された微小な病変の場合の診断手技について解説があったと思いますが、そこでがんと診断された時にはどのような心構えが必要でしょうか。まず大切なことは、「急がなくても大丈夫」ということです。マンモグラフィの石灰化（レントゲンに白い粒として見える）のみで発見された、非触知乳がんは非浸潤がん（他への転移を起こさない乳がん）の場合が

1章 知っておきたい標準治療と最新治療

多く、非常に早期の乳がんと言えます。また超音波で発見された微小な乳がんも早期がんが多く、リンパ節などへの転移の割合は非常に少ないと言えます。このような早期の乳がんと診断された際には、まず診断が本当に正しいかどうかを自分でも考えてください。早期のがんの場合、その診断は非常に難しいことがあります。たとえ、細胞の検査や病理検査（マンモトーム生検など）で乳がんと診断されても、不審な点があればセカンドオピニオンなどを受けると良いでしょう。

（1）非触知でマンモグラフィの石灰化のみで発見された乳がんの手術

超音波（エコー検査）では病変が同定できないので、MRI（核磁気共鳴装置）やCT検査を行い、まずがんの乳房内での広がりの検査をすることが必須です。これによって広がりのない限局した乳がんと診断された場合には、石灰化の部分を中心とした部分切除術（乳房を部分的に取る手術）の適応になります。

手術の前（通常は当日）にマンモグラフィで石灰化の位置を確認して、フックワイヤー（医療用針金）と色素（色のついた液体）を石灰化の位置に挿入あるいは注入します。そして、色と針金を目印にして切除を行います。切除したものをすぐにレントゲン（標本マンモグラフィ）撮影して、病変である石灰化が取れているかを確認します。

この手術は、外来で局所麻酔にて行うことができるし、全身麻酔で行っても良いと思います。いずれにしても、この切除で乳がんが取りきれ、病理検査にて浸潤部分のないことが確認されれば、残った乳房への放射線照射以外の追加治療（薬物療法や腋のリンパ節の切除など）はいらないと考えられます。

MRIやCTにて乳がんの範囲の広いことが分かった場合（4分の1切除でも対応できない時など）は、乳房切除を行うことが望ましい時もあります。石灰化は、とっかく発見したのに、乳房を切除しなくてはならないことに抵抗感を示す方がいるかも知れません。しかしこの時点で乳がんをすべて取り除いてしまえば、再発の危険性は非常に少ない（ほとんどない）ことを念頭において、対処すべきだと思います。42ページで解説の、乳房再建

術という方法もありますので、まずがんを完全に切除することを第一に治療を考えてみてください。

（2）非触知で超音波でのみ確認された乳がんの手術

術前にMRIやCT検査を行い、がんの乳房内での広がりを検査することがやはり大切です。広がりが予想以上に大きい場合には、マンモグラフィでの場合と同様に乳房切除が望ましいと考えます。がんが限局（一か所に留まっている）していて乳房を残す手術が可能と判断される場合には、まず超音波でマーキングをします。これは術前に皮膚の上からがんのしこりの部分と周囲の広がりの部分まで印を付けて、切除する範囲を図示してから手術に臨みます。この手術も切除範囲が小さな場合は局所麻酔でも可能ですが、切除後の美容的な面を考え、見た目を良くする目的で乳房を動かして形を整えるためには、全身麻酔が望ましい場合もあります。

（3）非触知で乳頭からの分泌液で診断が付いた乳がんの手術

乳がんの自覚症状として、乳頭からの分泌液は重要な所見です。しこりと分泌液があり、しこりを検査して乳がんと診断された場合は、次に述べる触知乳がん（しこりを触れる乳がん）の手術を参考にしてください。ここは、しこりは触れないが分泌液の検査やさまざまな画像検査―乳管造影（乳頭から造影剤を注入してレントゲンを取る検査）、乳管内視鏡（乳頭から細い管を挿入して観察する検査）、超音波検査、MRI検査など―で乳がんと診断された場合に手術はどうするのかを説明します。画像診断で、乳頭の近傍にはがんが存在せず、乳頭を残し部分的な切除でがんを取り除くことが可能と判断した場合です（乳頭を残すことができない場合や、乳房を全部切除しなくてはならないのは特殊な場合ですので、主治医に説明を聞いてください）。

まず、乳頭の分泌液が出てくるところから、色素（色のついた液体）を約0.2～0.5ml注入します。これによって病変の存在する乳管に色が付いて分かりやすくなります。通常、乳輪に沿って皮膚を切り、乳頭の直下で色の付いた乳管をしばります。そして、その乳管をたどり、色の付いた乳管を残さず切除するように乳房を部分的に切除していきます。切除したものは、手術後の病理検索（顕微鏡での検査）で確認をして、がんがすべて切除されているかどうかを調べます。この手術を行うのは、確

30

1章 知っておきたい標準治療と最新治療

触知乳がんへの標準的な手術法はどうなりますか

実に乳がんと診断が付いていない場合もあります。分泌はあるが、乳管という乳房の中に広がる管の中にのみ病変が存在する時には確定診断が大変難しく、がんの疑いでこの手術を行うことがありますので、主治医の先生によくお聞きください。おおむね良性と考える際は外来で局所麻酔にて、がんを強く疑っている際には、ときに全身麻酔にて行うこともあります。

(1) 乳房部分切除（温存）術（図1）

現在、「乳房温存療法ガイドライン」が日本乳癌学会から出されています。これによると大きさ3cm以下の乳がんが温存療法の適応です。MRIやCTで広がりを診

図1 乳房温存術

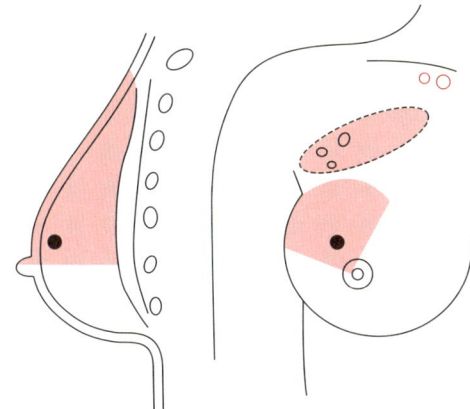

①乳房扇状部分切除術
乳房とリンパ節を切除し、胸筋は全部腫瘍を含む領域を扇状に乳腺を切除します。乳腺の断端は寄せ合わせて縫合します。

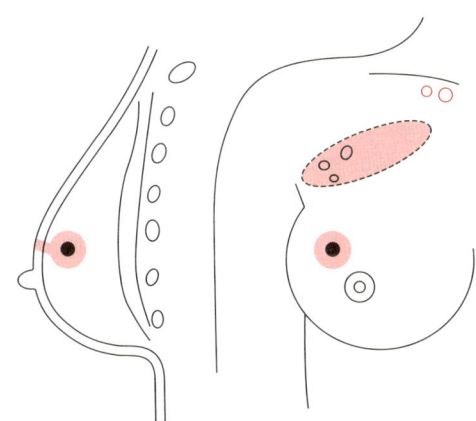

②乳房円状部分切除術
腫瘍の周囲に正常な乳腺を付けて円状に切除します。欠損部は直接縫合するか、周囲の脂肪組織や生理食塩水を用いて充填することもあります。

黒　丸：腫瘍
薄い赤：切除範囲
点線内：リンパ節郭清範囲
赤　丸：鎖骨下リンパ節

断することは必須ですが、乳房が残せると判断された際の、切除範囲の決定には超音波が有効な手段になります。がんの取り残しをなくすためには、がんの予想された広がりから1㎝～2㎝は離して切除することが望ましいでしょう。切除範囲は当然皆さん違うわけで、誰でも触れるがんの縁から離して円状に切除するとか、すべて（扇状に）4分の1切除をするというものではありません。主治医の先生に、術前に自分の広がりの範囲やどの程度の切除になるかを聞いておくといいでしょう。切除して欠損になった部分は、周囲の乳腺や脂肪などを動かして形を整えます。背中側の筋肉（広背筋）を一部使って形を整える先生もいます。しかしこれ以上の再建には、形成外科に習熟した医師に行っていただくことが大切だと思います。

(2) 乳房切除術（図2）

乳房を切除する手術はすべて「乳房切除術」と呼びますが、昔のように筋肉（大胸筋、小胸筋など）まで切除してしまう手術は、ほとんど行われません。現在の標準的な方法は、筋肉をすべて温存したAuchincloss法（オーチンクロス法）が主流です。腋窩リンパ節郭清（腋のリンパ節を切除する方法）については後で詳しく述べますが、オーチンクロス法ではレベルⅡまでのリンパ節郭清を基本にしています。それとは別に、乳がんが発見された際にすでに腋のリンパ節が大きく腫れているような方へは、可能な限りリンパ節を切除するためにレベルⅢ

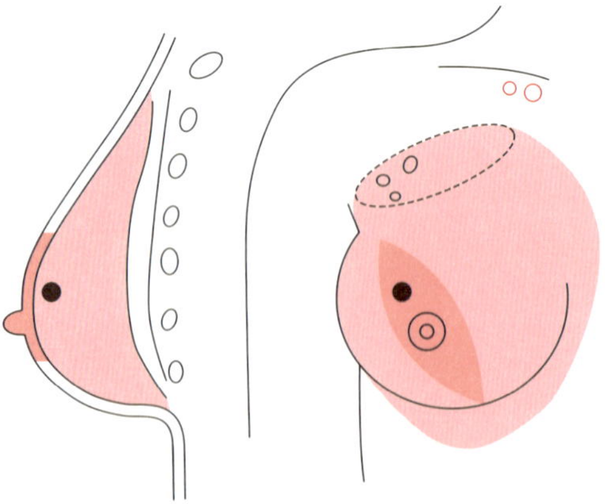

図2　乳房切除術
乳房とリンパ節を切除し、胸筋は全部残す方法（オーチンクロス法）と、小胸筋のみ切除する方法（ペイティ法）があります。大胸筋と小胸筋を含めて切除するハルステッド手術は現在ではほとんど行われなくなっています。

黒　丸：腫瘍　　　　　　点線内：リンパ節郭清範囲
薄い赤：切除範囲　　　　赤　丸：鎖骨下リンパ節
濃い赤：皮膚切除範囲

1章 知っておきたい標準治療と最新治療

（鎖骨下リンパ節）まで郭清することがあります。このための手術として児玉法やPatey's法（ペイティ法）などの方法があります。

いずれの方法を選択するにしても、乳房を取って手術をするわけですから、乳房内およびリンパ節へのがんの取り残しは避けたいものです。

（3）腋窩リンパ節郭清

手術前の説明の時に、「私の場合は腋のリンパ節はどうするのですか？」という質問をよく受けます。

乳がんの手術は、100年前に始まってから近年に至るまで、一貫して腋のリンパ節を切除してきました。乳房にできたがんは、まず「周囲のリンパ節に転移するんをすべて取り除くためには、周囲のリンパ節まですべてを取り除くことが重要である」。この考え方に、腋のリンパ節にがんが転移している方もしていない方もすべて、腋のリンパ節は切除されてきました。さらに以前には腋に留まらず、胸骨傍リンパ節（両方の乳房の真ん中にあるリンパ節）や鎖骨上リンパ節（鎖骨の上にあるリンパ節）などまで取っていた時代もありましたが、患者さんの生命予後に影響しないことが分かり、行われな

くなりました。

現在でも標準的方法と言えば、腋のリンパ節郭清による方法だと思います。しかし、リンパ節郭清による後遺症も無視できません。

手術したほうの腕がむくむ（浮腫）頻度は10～18％で、手術後5年の時点で、健側（手術していない腕）に対して手術した腕が4cm以上太くなっている方の太さに2cm以上差のある方が24％というデータもあり、13・7％という報告もあります。手術後11年で両方の腕の太さに2cm以上差のある方が24％というデータもあり、患者さんのQOL（生活の質）は著しく低下することになります。他にも、手術後のリンパ液貯留（腋に液が留まる）は一過性ですが、軽度の運動障害（手術前の状態とまったく同じように腕が動かない）は16～42％で起こります。神経障害については、腕の疼痛が14～25％、知覚異常（腋窩の痛みや熱さなどを感じない）が70～80％で起こり得ます。手術前のIC（インフォームド・コンセント）の時に主治医あるいは看護師に具体的な後遺症とリハビリの仕方、生活の上で気をつけるべきことを聞いておくと良いと思います。

すでにがんが腋のリンパ節まで転移している方は、当

● 最新治療は「患者さんにやさしい」ことを目指しています

然取ることが必要になります。この際の後遺症は気になりますが、今までも多くの方がこの手術を受けられて問題なく日常生活をしています。過度の心配はされないほうが良いでしょう。

しかし、「腋のリンパ節を取ってみたら転移はなかった」という方は、本当に切除する意味があったのでしょうか。このような疑問から、腋のリンパ節を画一的に切除することに対する見直しが始まり、登場した方法が「センチネルリンパ節（見張りリンパ節）生検」です。このあとの最新治療にて述べたいと思います。

（1）内視鏡手術

すでに保険適応も認められている方法で、最新治療というよりも標準手術の一つと捉えるほうが妥当かもしれません。内視鏡手術は、各臓器で患者さんにやさしい手術として、手術後の傷の治りの速さや手術後の痛みの軽減などを目的に広く導入されています。乳房の手術についても、数年前から積極的に導入している施設は多く、「乳がん内視鏡手術研究会」にて活発な議論がなされています。小さな傷から腫瘍を摘出するわけですが、内視鏡を使わずに行う手術と比べて手術時間がかかります。

そのため年間300例以上を手がけているような乳がん専門病院では導入されていないことが多く、主に大学や個人経営の病院で導入されているのが現状です。適応や合併症など難しい問題も多く、この手術が可能な施設も限られるために、内視鏡手術を希望される際には、事前に施設での導入状況などの情報を得てから受けられることが望ましいでしょう。

（2）センチネルリンパ節生検

先にもお話ししたように、腋のリンパ節に転移がない方のリンパ節の切除は、生命予後に影響しないことが明白になりました。腋のリンパ節に転移がないことをどうすれば事前に診断できるかが問題です。残念ながら、手術前の画像診断などでは限界のあることが分かっています（将来は診断できるかもしれませんが）。

手術前に転移があると思っても実際に転移がない場合や、転移がないと診断しても実際に転移が存在するケー

1章　知っておきたい標準治療と最新治療

スが少なからずあります。このような状態では、闇雲に腋のリンパ節を残しておくのは大変危険です。そこに登場したのが、センチネルリンパ節生検という手技です。

センチネルリンパ節生検（SLNB）は1977年（昭和52年）に陰茎がんに用いられたことに始まり、1992年（平成4年）に悪性黒色腫に用いた有用性が報告されてから広く行われるようになりました。乳がんに対しては1993年（平成5年）からその有用性の報告がなされるようになり、日本でも1996年（平成8年）から金沢大学で研究が開始され、1999年（平成11年）の日本乳癌学会の班研究で取り上げられ、広く知られるようになりました。

① センチネルリンパ節生検の方法

乳房内にできた"がん"細胞は、乳房内のリンパ管の中に進入すると、腋窩リンパ節（腋窩下リンパ節）へ転移し、その後、鎖骨の下のリンパ節（鎖骨下リンパ節）へ転移していきます。また、乳房内にできたがん細胞が、乳房内のリンパ管以外に直接血管に入る経路もあります。乳房内のがん細胞が近くのリンパ管へ進入したあと、最初に流れ着いた乳房周囲のリンパ節を「センチネルリンパ節（見張りリンパ節）」と呼び、このリンパ節に"がん"がいなければ、その先の腋窩リンパ節には"がん"はいないと判断をして、通常の腋窩リンパ節の切除（腋窩リンパ節郭清術）はしないという方法が、「センチネルリンパ節生検による腋窩リンパ節郭清省略」の理論です（図3）。

さて、手術の前に「ラジオ・アイソトープ（RI）」と「色素」を乳房に注射をして、これを目印に見つけます。通常ラジオ・アイソトープは手術前日（あるいは手術当

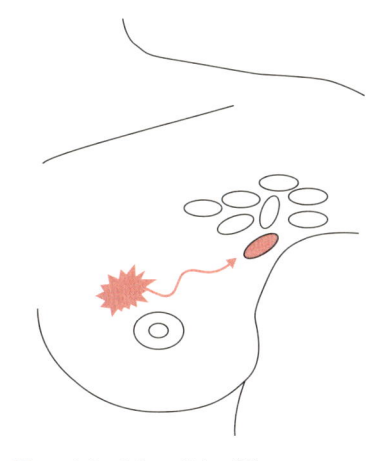

図3　センチネルリンパ節
最初に流れ着いた乳房周囲のリンパ節

日の朝）に、色素は手術室で麻酔のかかった後に注射をします。注射されるアイソトープの量は、骨の転移診断（骨シンチグラム）の検査で使用される放射線量の約50〜100分の1で、患者さんへの被曝の影響は問題ありません（日本核医学学会でも安全に行うためのガイドラインができています）。色素についても人体に悪影響を及ぼすようなことはほとんどありません（ただし、非常にまれですが、色素注射によるアレルギーショックの報告があります）。

もしもあなたがこの方法を希望された場合は、実際の手術室で以下のような状況が想定されます。

● 術中の病理検査で、センチネルリンパ節に"がん"がなかった場合
 → 予定通り、通常の腋窩リンパ節郭清術を行う。
● 術中の病理検査でセンチネルリンパ節に"がん"があった場合
 → 通常の腋窩リンパ節郭清術を行う。
● 術中センチネルリンパ節が見つからない場合
 → 通常の腋窩リンパ節郭清術を行う。

センチネルリンパ節が見つからないこともまれながら

あります。当院でのセンチネルリンパ節を発見できる確率（同定率）は96％です。

② センチネルリンパ節生検の正確さ

次に、このセンチネルリンパ節生検で評価した腋窩リンパ節転移の診断がどのくらい正確かを示します。当院の成績で、正診率（センチネルリンパ節に"がん"がなければ他の腋窩のリンパ節にも"がん"がない確率）は93％です。100％ではありませんので、センチネルリンパ節に"がん"がないと判断をして通常の腋窩リンパ節郭清を行わなかった方の中でごく少数の方に腋窩のリンパ節に"がん"が遺残することになります。当然、このような方では、後日（数か月から数年先）腋のリンパ節が腫大してくることになると思います。その時には、再度切除を行う必要があります。問題はこの時点で切除を行えば、最初にすべてのリンパ節を切除した場合と生命予後は変わらないかどうかの結論が出ていない点です。この点は、現在、大規模な臨床試験が欧米を中心にして行われており、その結果を待つしかありません。

さらに手術中に判断した病理診断が手術後の正確な診断で覆ることがまれにあります。手術中は迅速に（30分

36

1章 知っておきたい標準治療と最新治療

くらいで）結果を出すことを優先する方法で転移を判断しているために、微妙な病変や微細な病変が見落とされることがあります。よって手術中に「転移陰性」と判断されたものが、手術後2～3週後に分かる最終的な病理診断で「転移陽性」と変更になった時の対処も考えておかなければいけません。

このような場合は、

● 再度腋窩リンパ節の通常郭清を行う
● 腋窩に放射線照射をして様子を見る
● このまま何もせずに様子を見る

の3通りの方法が考えられます。もしもこのような場合が発生したときには、主治医とよく相談をして決定してください。

以上、この方法はまだ標準的な方法ではなく、保険適応にもなっておりません。選択される患者さんご自身に、今までご説明しておりましたリスクを負っていただく方法ですが、通常の腋窩リンパ節郭清に伴う合併症（むくみ、痛み、しびれなど）を回避する有効な方法であることも事実です。

適応と考えられる方ですが、術前診断で腋窩リンパ節転移がないと予想される方で、かつ比較的腫瘍が小さい方、手術前に生検などがされていない方、術前の化学療法が行われていない方が望ましいようです。もしもこの方法を望まれるときには、入院後、主治医とよくご相談していただき最終的な方法を決定してください。

③センチネルリンパ節生検手術の実際

通常は乳房の手術と同時に行われますが、施設によってはセンチネルリンパ節生検のみを外来、あるいは短期入院の局所麻酔で行っているところもあります。乳房温存術の場合には、センチネルリンパ節生検のための皮膚の切開を別に置く必要があります（外側上方の腫瘍の場合には、腫瘍を切除する皮膚切開と同じ傷で行うことも可能）。乳房切除と同時に行う際には、乳房を切除する傷で行えますので、別の傷は必要ありません。

切除のための傷を付ける場所は、皮膚の上から目印となるアイソトープの取り込みが確認される場合には、その直上です。色素のみで行う際には、センチネルリンパ節が存在する可能性の高い場所の近くを切ることになります。当然アイソトープを使用した際の傷のほうが小さくて済み、2～3cm前後の傷でセンチネルリンパ節生検

は可能です。

乳房の手術と同時に全身麻酔で行っている際には、摘出したリンパ節への転移の確認は手術中に顕微鏡で行い、転移がないと判断されれば、この小さな傷を縫って終了です。もしも転移があると診断された際には、手術の前に説明があると思いますが、通常はすべての腋のリンパ節を取る手術に切り替えます。そのために、傷を切り足して大きな傷になることはご了解ください。

局所麻酔でセンチネルリンパ節生検のみを行う際には、摘出したリンパ節はその場での診断は行わずに、しっかりと組織を固定（永久標本）してから、転移の有無を調べることになります。当然、その結果でその後の治療方針が異なりますので、主治医によく相談することが大切です。

● 今後、手術はどのような方向にいくのでしょうか

乳がんの手術はこの数年、内視鏡手術の登場、センチネルリンパ節生検の導入とめまぐるしく変化してきました。今後は薬物療法による術前化学療法やホルモン療法後にどのような手術をすることが望ましいのか（手術をしなくても良い方が出てくるのか）、センチネルリンパ節生検は乳がん治療体系の中でどのタイミングで行うのが良いのか、近い将来において結論が出てくるものと思います。

アンケートから

Q. これまでどのような手術を受けましたか (n=188、複数回答)

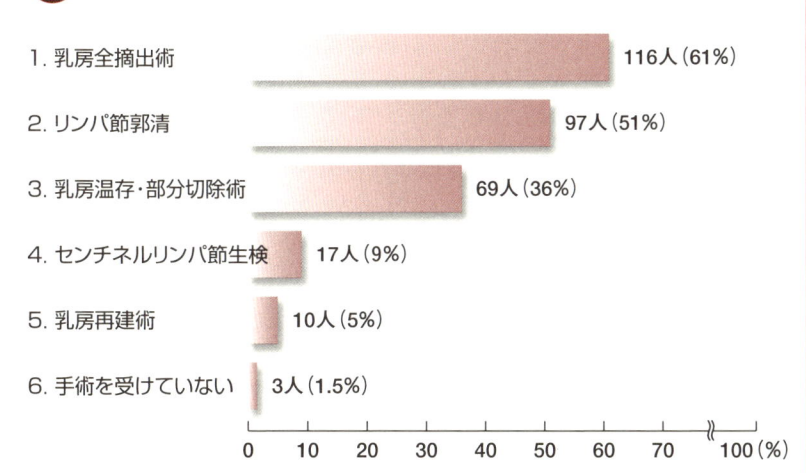

- 1. 乳房全摘出術　116人（61%）
- 2. リンパ節郭清　97人（51%）
- 3. 乳房温存・部分切除術　69人（36%）
- 4. センチネルリンパ節生検　17人（9%）
- 5. 乳房再建術　10人（5%）
- 6. 手術を受けていない　3人（1.5%）

今回の調査では、全摘出術を受けた方が多かったのですが、最近では温存術が標準となってきています。乳房再建術を受けた方10名が、どのような手術を受けたか尋ねると、1. 人工乳房挿入による再建が8名、2. 乳頭・乳輪の再建3名、3. 背中の筋肉（広背筋）の皮膚・筋肉移植による再建2名、4. お腹の筋肉（腹直筋）の皮膚・筋肉移植による再建が2名、5. 反対側の乳房形成が1名でした。

VOICE

再建術を受けたい

- 全摘を決め、同時再建を受けました。胸がない時期があるのが嫌だったんです。
- 命が助かるならと全摘を受けました。来年再建を受けたいと思っています。
- 温存だと放射線を浴びるので再建がきれいにできないと聞きますが、本当？

アンケートから

Q. 乳がんの手術法は誰が決めましたか (n=184)

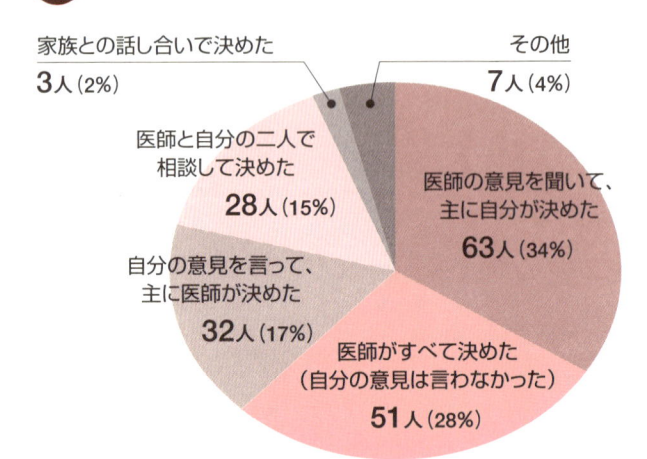

- 家族との話し合いで決めた 3人（2%）
- その他 7人（4%）
- 医師と自分の二人で相談して決めた 28人（15%）
- 医師の意見を聞いて、主に自分が決めた 63人（34%）
- 自分の意見を言って、主に医師が決めた 32人（17%）
- 医師がすべて決めた（自分の意見は言わなかった） 51人（28%）

Q. 納得して手術を受けることができましたか (n=184)

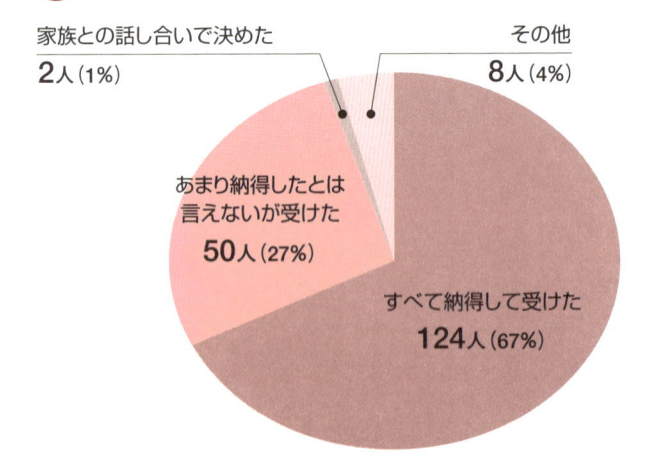

- 家族との話し合いで決めた 2人（1%）
- その他 8人（4%）
- あまり納得したとは言えないが受けた 50人（27%）
- すべて納得して受けた 124人（67%）

「患者さん自身が決めている」との回答が最も多かったのですが、「医師がすべて決めた」が3割弱。また納得して手術を受けることができなかった人も3割弱でした。

VOICE

温存か全摘か

- どちらが再発の危険性が少ないのか迷ったが、医者の勧めで温存に決めた。その時点で再発は神のみぞ知るで、自分では決めかねた。退院後の放射線治療に毎日通うのが体力的につらかった。**(53歳、病歴7年4か月)**

- 進行度Ⅰ期であったが肝臓の持病のため、術後のことを考えて全摘した。今となってはもう少し考えれば良かったとの後悔の気持ちが時々よぎる。**(53歳、病歴5年7か月)**

- 告知されて頭の中がパニック状態だったので、その時は深く考えることができなかった。(全摘)術後にリハビリが必要だと分からなかったなど、あとになると納得できていなかった。**(55歳、病歴8年7か月)**

- 診断後、セカンドオピニオンを取った。温存は知っていたが2人の医師に「切らなければだめ」と言われ、全摘に。初期じゃなかったので(自分が)怖かったんだと思う。**(58歳、病歴5年)**

- Ⅰ期で温存手術を受けましたが、がんが2か所あり、1つは質の悪いがんであると説明を受け、術後3週間で全摘手術を受けました。その時は年末の押し迫った日で、十分な説明、自分自身判断する時間も少なく、「ああ、もう全摘でいい」といった感じでした。放射線療法の説明を詳しく聞いていればと思うことが時々あります。**(58歳、病歴2年10か月)**

- 喪失感は何年経っても心の中でくすぶっていて、蔑んだり、ひがんだりする自分がいて、嫌な自分をいろんなことで穴埋めしようとする、それが本音です。全摘するか、その他の方法で立ち向かえるか、よく考えて欲しい。**(53歳、病歴5年7か月)**

- 当初、医師は全摘を勧めた。私は温存を希望。大学病院経由で紹介してもらったら手のひらを返したように温存を受け入れてくれた。希望は叶ったのだが、本当はどちらが私に良かったのか？ 再発の可能性はないのか不安。**(45歳、病歴2年1か月)**

- 放射線や抗がん剤など身体的にダメージがきついものより、美容的には未練はありませんでしたから、全摘を受けると言いました。先生もとても良かった。**(67歳、病歴15年)**

乳房再建はいつでもできるのです

わが国で乳房再建術が行われるようになってからすでに20年以上が経過し、その長期成績が良好なことや心身両面のリハビリテーションとなることは広く認められてきました。しかし一方で、未だに乳房再建術があることすら知らない患者さんも少なくなく、また、外科医の勧めやアドバイスがないために断念しているケースもまれではありません。これは患者さんからのアンケート結果を見てもよく分かります。しかし、本当の乳がん治療は乳房の再建がなされて初めて完結するのではないでしょうか？　ここでは私が現在行っている乳房再建術についてご説明します。

● 乳房再建の方法を分類すると

乳房再建の方法は、再建する時期、乳がん術式、再建に用いる素材により、次のように分類することができます。

（1）再建時期による分類

① 一期再建：乳がん手術と同時に再建すること
② 二期再建：乳がん手術後、時期をおいて再建すること

（2）がん術式による分類

① 乳房温存術後再建
② 非定型的乳房切除術後再建
③ 定型的乳房切除術後再建
④ Skin-sparing 術後再建

（3）再建に用いる素材による分類

① 自家組織を使用する方法（例：腹直筋皮弁、広背筋皮弁など）
② 人工物を使用する方法（ティッシュ・エキスパンダー（TE）法＋人工乳房《シリコンバッグ》）
③ 両者の併用（例：広背筋皮弁＋TE法＋人工乳房《シリコンバッグ》）

● 乳房再建の適応はすべての患者さん

形成外科の立場から言えば、乳房再建の適応は、乳がん手術をうけたすべての患者さんにあると言えます。本来、乳房再建は他の手術と異なり、これを行うか否かは医師が決めるのではなく、患者さんが希望されるかどうかで決めるものです。

それでは、再建法はどうやって選択するものなのでしょうか？

再建方法の選択において大切なことは、残存する組織量、組織の状態、反対側の乳房の大きさ、形態に加え、患者さんの希望、さらには各々の社会的背景も考慮することが必要です。例えばこれから結婚、出産する可能性があるとか、子供を預かってくれる人がいないので入院は無理とか、休みは夏にしか取れないとか、趣味のテニスが長期間できなくなるのは絶対に嫌だとか、そういった職業、趣味などのことから、体格、体型、性格、既往歴などによっても方法はおのずと違ってくるわけです。特に腹直筋（お腹の筋肉）皮弁など自家組織を用いる場合は、皮弁採取部に傷が残ることや、入院期間だけでな

く仕事、家事、スポーツといった日常生活復帰までにかかる期間などを、また人工物使用の場合は、費用はもちろん、まだ厚生労働省がシリコンバッグを認可していない事実などについても十分にインフォームド・コンセントすることが大切です。

● 手術方法は大きく3つ

（1）人工物による再建──組織拡張器（ティッシュ・エキスパンダー・TE）＋人工乳房（ソフトコヒーシブシリコン）による方法

適応となる例──皮下乳腺全摘術後、非定型乳房切除術（オーチンクロス法、ペイティ法）後

大胸筋が残っている場合には、一時的に組織拡張器（TE）を使用します。この手術法では、残った組織を徐々に伸ばされていくので、反対側の乳房につり合う大きさの人工乳房が挿入可能となるだけでなく、乳房のたわんだ感じといった自然な形態を出せるという特徴があります（写真1）。

まず乳房切除術の傷跡に切開を加え、皮膚と筋肉の下

に、しぼめた風船状のエキスパンダーを挿入します（一期再建ではエキスパンダーが乳房切除術を受けた際に同時に挿入されます）。エキスパンダーを留置したあとに滅菌した少量の生理食塩水を満たします。手術には30分程度を要します。

術後約3か月間、皮膚を伸ばすために2週間〜1か月に1回の割合で、外来で生理食塩水を注入し、徐々にエキスパンダーを大きくします。この伸展を行っている間も、患者さんはほとんど日常生活に支障をきたしません。放射線照射をしている場合は皮膚が伸展しにくいですが、少量ずつ時間をかけて伸展するようにすれば、人工乳房による再建をすることもできます。

健側より少し大きくなるくらい皮膚が伸びたら注入は終了しますが、さらに伸びた皮膚が後戻りしないようにエキスパンダーを3か月ほどそのまま置いておくとより柔らかな乳房になります。その後エキスパンダーを抜去し、人工乳房（ソフトコヒーシブシリコン）に入れ替えます。エキスパンダーがきれいに入っていればこの手術は20分程度で終わり、痛みもほとんどありません。ソフトコヒーシブシリコンは固体のシリコンで、ちょうど和菓子に使う「ぎゅうひ」のように柔らかい質感です。ですから万が一破れたり、穴があいてしまっても中身が流れ出てペチャンコになったり、体の他の部位に散ってしまうことはなく、従来のシリコンや生理食塩水バッグと比較して安全性の面でも、質の面でも優れていると言えるでしょう。しかし他の物と同様に厚生労働省が認可しておらず、個人輸入に頼っているのが現状です。

エキスパンダーの挿入も、人工乳房への入れ替え手術も全身麻酔で行いますが、乳房切除術の時のように気管に管を入れるのではなく、麻酔科医が点滴から入眠剤を使用し、手術中は眠っています。手術後リカバリールームにお戻りになる頃には目が覚めて、トイレにもご自分で行っていただけます。よって日帰りで十分可能です。エキスパンダーには、健康保険が適応になるものと、ならないものがあります。また人工乳房の入れ替えには健康保険は適応されません。

（2）自家組織による再建

①広背筋皮弁法

適応となる例──非定型的乳房切除術後で傷の幅が広い場合、放射線照射例、脇（腋）の下の凹みが著しい例、

1章　知っておきたい標準治療と最新治療

写真1　人工乳房による再建術

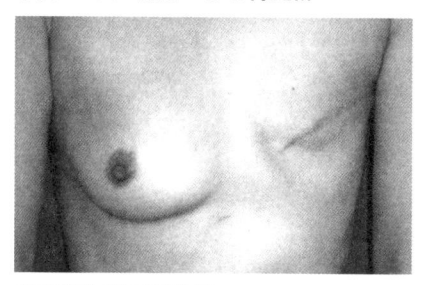

非定型的乳房切除後	ティッシュ・エキスパンダー
ティッシュ・エキスパンダー挿入後	
ソフトコヒーシブシリコンに入れ替えたあと	ソフトコヒーシブシリコン
乳頭・乳輪をつくり、自然な仕上がりに。	ソフトコヒーシブシリコンは「ぎゅうひ」のように柔らかい。

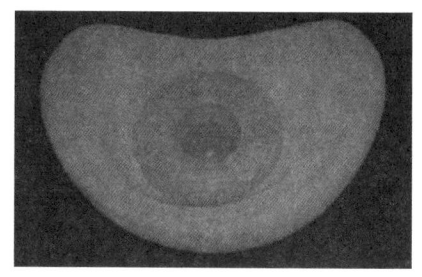

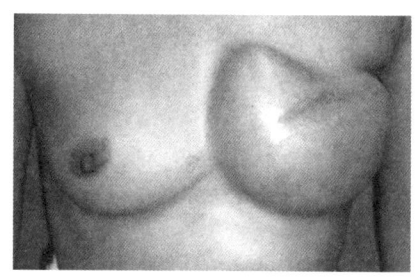

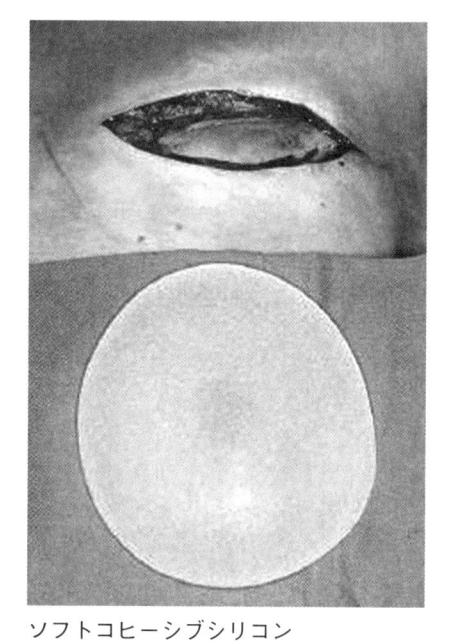

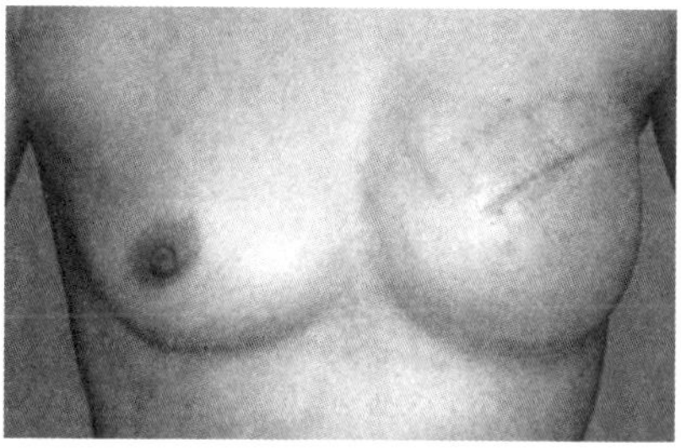

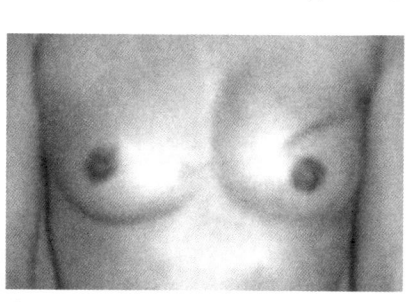

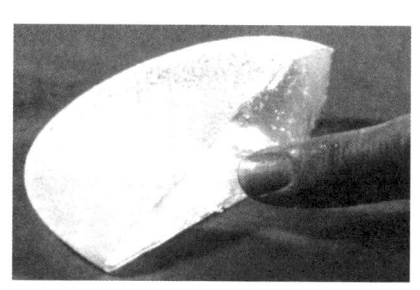

定型的乳房切除術後

この手術法は、より根治的な手術（定型的乳房切除術）により大胸筋と広い範囲の皮膚に欠損をきたして人工乳房だけでは再建が不可能な場合や、大胸筋は残っていても特に傷の幅が広かったり、放射線照射により皮膚が硬くなったり色素沈着していたり、脇（腋）の下や鎖骨下、前胸部の凹みが著しく肋骨の形態が透けている方などに用いられます。

患者さんの背中の皮膚と脂肪、筋肉を乳房切除術が行われた部位に移植します。胸部の前面に新しい筋肉を作るために、背中の広くて平たい筋肉である広背筋を用います。しかし背中の筋肉は薄く、脂肪も少ないため、たいがいの場合、乳房の膨らみにはエキスパンダーと人工乳房を併用する必要があります。
健康な広背筋からは出血があるため、背部にドレーン（貯留液の排出用チューブ）を手術後数日間留置します。手術には数時間を要し、約1週間～10日間の入院が必要です。

この手術法は胸部の乳房切除術による傷跡に加えて、背中にも傷跡を残します。これらの傷跡はなくなることはけっしてありませんが、たいがいブラジャーに隠れる位置に置くことができ、形成外科的な特殊な縫い方によりかなり目立たなくなります。

② **腹直筋皮弁法**

適応となる例──本人が希望する場合

この手術法も定型的乳房切除術により多くの皮膚と筋肉の欠損を生じた女性や、人工物を使うことに抵抗があるケースに用いられます。

この手術法は体力的な負担も非常に大きいので、本人に「どうしても腹直筋皮弁をやりたい」という強い意志がないと、術後、トラブルが起こることがありますのでインフォームド・コンセントは特に重要です。垂直に走る腹部の2つの筋肉（腹直筋）の一部（約3cm）を、腹部の皮膚と脂肪を付けて乳房の領域へ移植します。誤解されやすいのは、腹直筋皮弁法を行うと腹筋運動ができなくなるのではと言われることです。しかし広背筋皮弁と違って、乳房の輪郭を形成するのは筋肉ではなく、あくまでも乳房の輪郭からなる皮膚や脂肪です。その脂肪と皮膚に栄養を与えている血管（腹壁動静脈）が腹直筋の中を縦走しているので、その血管の通り道である腹直筋の一部を使用する必要があるだけなのです。よって時間が経

1章　知っておきたい標準治療と最新治療

てば、腹筋運動ができなくなるということはありません。

移植方法としては、皮弁を筋肉に付けたまま約180度回転することで胸部に移動する場合と、皮弁を一度切り離して血管吻合により移植する様式があります。どちらの場合も胸部の乳房切除術の跡に加えて、下腹部を横断する水平方向の傷跡を残します。広背筋皮弁法と同様、この傷はパンティの中に隠れますが、なくなることはありません。

この方法はすべての方法の中で最も体力的な負担が大きく、出血も多量なことがあります。術前に自分の血液を採取して、それを輸血する自己輸血を行うこともあります。入院は最低2週間。通常の生活に戻るにはさらに1〜3か月を要するでしょう。しかしできあがった乳房はとても柔らかく、自然なのは言うまでもありません。

（3）乳頭・乳輪の再建

乳房の輪郭が再建されて数か月を経てから、乳頭・乳輪の再建を行うことが一般的です。健側と対称的な位置、大きさで乳頭乳輪を再建するには、再建した乳房の大きさや位置が落ち着いてからが良いでしょう。

乳頭・乳輪再建には、さまざまな方法があります。

まず乳頭は、健側の乳頭にある程度の大きさがあればこれを一部移植するのが適しています。しかし両側の例や健側が小さい場合、局所皮弁（STAR FLAP, SKATE FLAP）で乳房の皮膚を立体的に作成することになります。乳輪にはTATOO（刺青）か植皮を用います。鼠径部からの植皮は色調が健側と合致しないことや、長期経過で色が褪せてくることが多く、その点TATOOは健側と同じような色のインクを作成し、針で皮膚に着色できます。健康保険では乳頭再建は認められていますが、乳輪は認められていないのが現状です。

● 可能性のある合併症、副作用を知っておきましょう

すべての手術と同様に、乳房再建にも危険はあります。

異物である人工乳房の周囲には、人工物に対する自己防衛反応として被膜（カプセル）が形成されます。以前は20％の患者さんに、この被膜が硬くなる被膜拘縮と呼ばれる問題が発生していました。その被膜はボールのように非常に硬くなり、変形したり、ときとして痛みを伴

47

うこともありました。よって術後にはマッサージを欠かさず行う必要がありました。それでも高度な被膜拘縮が起こってしまった場合もあります。対策としては、拘縮解除のために手術が必要になる場合もあります。対策としては、エキスパンダーでできるだけ長く皮膚を伸展しておくこと、ソフトコヒーシブシリコンのように「テクスチャードタイプ」と呼ばれる表面がザラザラしたシリコンを用いることで、この合併症は防ぐことができるようになりました。それでも術後、入浴時に湯船の中でよくマッサージをすることは大切です。

乳房に感染が起きたり、炎症が治まらず人工物を取り除かなくてはならないこともあります。これは圧倒的に一期的にエキスパンダーを挿入しているケースに多く見られます。万が一感染や炎症によって人工物を取り出した場合も、数か月後、患部が落ち着けば再挿入は可能です。

自家組織で再建した場合に最も多く見られる合併症は、移植した皮弁の血行障害による壊死です。これによって一部の皮膚や脂肪が生着せずに融けて流れ出したり、固まって乳がんと間違えられてしまうこともありま

す。これは喫煙者、糖尿病、肥満、腹部手術の既往、動脈硬化のある方にリスクが高いです。

● 自分の気持ちを確認しましょう

乳房再建はたしかに今後の人生の質（クオリティー・オブ・ライフ）を高いものにしてくれると思います。既婚であるとか、高齢であるなどということはもはや関係ありません。「堂々と温泉に入りたい」「胸のあいたドレスを着たい」「スポーツクラブで気兼ねなく着替えたい」などの理由で再建を行い、現実にあきらめかけてきた夢を再び実現することができた患者さんは多くいらっしゃいます。要は患者さん自身が「乳房を作りたい」と思うかどうかの問題です。

けれど、手術にはいくつかの犠牲を伴うことは言うまでもありません。肉体的、金銭的、精神的に自分は乳房再建をする準備があるのか。本当にやりたいと思っているかをもう一度確認することが重要です。そう言った意味では、乳がん告知を受けてすぐ再建まで考えねばならない一期再建では、しばしば動揺したり、頭が混乱して

1章　知っておきたい標準治療と最新治療

いたり、時間的余裕がなくて再建についてあまり把握しないまま言われるままにスタートしてしまうことがよくあります。また、温存手術をしたからと言って、乳房がそのまま術前と同じように残るという幻想に陥って、現実の結果に愕然とするケースも少なくありません。乳がんと同様、乳房再建手術にも医師側の十分な経験が必要です。

温存であれ全摘であれ、術後はどのような形態が予想されるのか、自分にはどんな再建法が適しているのか、この病院ではどんな方法が可能なのかなど、乳がんの説明を受けるのと同じように選択肢を提示してもらい、家族や友人などと一緒に聞き、考えることが一番大切と思われます。

再建はいつでもできるのです。

化学療法・ホルモン療法・抗体療法を正しく理解しましょう

「がん」という病気に共通することは、何らかの原因で、体内にがん細胞が発生し、それが無秩序、無制御の状態で増え、発生した場所だけにとどまらず血液やリンパ液の流れに入り込んで遠くの臓器に流れていく、そしてそこでまた無秩序、無制御に増えるという性格です。全身に散らばっていくことが特徴ですから、1か所を切り取る外科手術や、1か所だけに高エネルギーを集中させる放射線治療だけでは、不十分なわけです。全身に効果が及ぶような治療が必要となり、そのためには薬による治療が不可欠となります。

かつては、外科手術が唯一の治療方法であった乳がんですが、今や、化学療法、ホルモン療法、抗体療法が治療の主役になってきました。「抗がん剤は副作用が強いから受けたくない」と訴えられる患者さんもいますが、現在は副作用をかなり抑えることができますので、怖がらないでください。ここでは、乳がんの治療として行われる薬物療法（化学療法・ホルモン療法・抗体療法）について解説したいと思います。

● 乳がんの薬物療法

がんの治療薬は現在、日本に90～100品目あります。このうち、乳がん治療薬は25～30品目です。がんのことを「悪性腫瘍」とも呼びますから、がんの薬を「抗悪性腫瘍薬」と呼ぶこともあります。乳がんの治療には、昔から、ホルモン剤が使われてきました。ホルモン剤を使用した治療を、ホルモン療法あるいは内分泌療法と呼びます。抗がん剤は、どちらかというと副作用の強い薬を指しますが、「がんに抵抗する」という意味では、抗悪性腫瘍薬は抗がん剤と同義です。しかし、呼び方にいろいろな方法があって、やや混乱することもあるので、こ

1章 知っておきたい標準治療と最新治療

こでは次のような呼び方に統一します。

◇**化学療法**：正式には細胞毒性化学療法。やや副作用の強い薬を総称して化学療法と言い、化学療法を行うための薬を抗がん剤と呼びます。

◇**ホルモン療法**：ホルモン療法を行うための薬をホルモン剤と呼びます。

◇**抗体療法**：ハーセプチン（一般名・トラスツズマブ）を用いた治療です。

◇**分子標的療法**：がん細胞の無秩序な増殖や転移に関わっている分子の働きを阻害する薬を使います。現在のところ、グリベック（一般名・メシル酸イマチニブ、慢性骨髄性白血病に使用）やイレッサ（一般名・ゲフィチニブ、肺がんに使用）などがありますが、乳がんでは使われていません。

化学療法、ホルモン療法、抗体療法、分子標的療法など、薬を用いた治療をまとめて、薬物療法と呼びます。

● 薬物療法の目的

薬物療法は、がん細胞一つ一つに作用し、その分裂、増殖を抑えます。

以前は、がんの治療と言えば手術が第一で、その補助として化学療法やホルモン療法、あるいは放射線治療を行うというふうに考えられていました。この背景には、手術の時にこぼれ落ちたがん細胞が、乳房の周辺や血液の中に細胞数個の固まりとして残り、それらが他の臓器やリンパ節に移っていき、移った先でまた、分裂、増殖をする、という考え方がありました。しかし、最近では、手術の補助という考え方は、陰をひそめつつあります。

1980年代以降「乳がんは全身疾患」という考え方が提唱され、乳房にしこりとして見つかるようになった時には、すでに微小転移が全身に回っている可能性があり、手術や放射線治療などの局所治療よりも全身治療が重要であるという主張が、多くの乳がん治療研究者の間で受け入れられるようになりました。したがって、特に、これから説明する初期治療では、抗がん剤やホルモン剤が大変重要な意味をもつと考えられています。

乳がんで抗がん剤治療を行うケースは、大きく分けて2つあります。1つは「初期治療」、もう1つは「転移・再発の治療」です。

51

（1）初期治療の目指すもの

初期治療とは、乳がんの診断が付いたあと、最初に行う治療のことで、「化学療法」「ホルモン療法」「手術」「放射線治療」の4つの中から、患者さんの病状に応じて必要なものを選び、最適な順番で治療を行うものです。

大切なことは、患者さんの希望も、治療方針を決定する上で重要な要素になりますから、担当医に任せっぱなしにするのではなく、一緒に治療方針を相談していただきたいと思います。

初期治療における化学療法は何を目指して行うのでしょうか。それは「がんを完全に治すこと」です。患者さんによっては「手術＋放射線治療」による局所療法だけで十分な場合もあります。しかし、生命に関わってくるのはあくまでも転移病巣ですから、微小転移のうちに、乳がんを根絶するために、初期治療の段階で全身的な治療である化学療法が必要になる場合があるわけです。化学療法を手術の前に行うか（術前化学療法）、手術の後に行うか（術後化学療法）、という問題は、次の「術前化学療法の有効性」のところをお読みください。

術後化学療法が必要かどうかを検討する場合には、手

● がんの微小転移

がん細胞ができることを発がん、細胞1つが2つ、2つが4つ、4つが8つと増えていくことを分裂あるいは増殖、そして遠くの臓器に移ることを転移、あるいは遠隔転移と呼びます。最初にがんができたところを原発病巣（原発巣）、転移したところを転移病巣（転移巣）と呼びます。転移は、血液やリンパの流れにのって、最初のうちはおそらくがん細胞が1個〜数個程度のまとまりとして、他の臓器に移るのだろうと考えられています。この段階では、どんな敏感な検査をしても、転移を見つけることはできません。そのような状態を目に見えないほど小さい、という意味から微小転移と呼びます。微小転移は、ちょうど、タンポポの種が、風に吹かれて遠くの土地まで飛んでいって着地した状態にたとえられます。つまり、春になって芽が出て花が咲くまでは、そこに種があることは、だれも分からないように、微小転移が分裂増殖し、ある程度の大きさになって、例えば肺転移が、胸部レントゲン写真に写るぐらいの大きさになって初めて、転移した、ということが分かるのです。この状態を転移性乳がんと呼びます。だからこそ、薬による全身治療が必要となるのです。

1章 知っておきたい標準治療と最新治療

術の時の検査結果を参考にします。詳細は、「術後化学療法の有効性」のところをお読みください。

初期治療での化学療法は、副作用を軽減する手立てを講じながら、決められた期間、決められた投与量と回数をきちんと行うことが必要になります。副作用が強いからといって、薬剤の量や治療回数を減らしてはいけません。「初期治療における化学療法の目的は、微小転移の根絶にある」という考え方が正しく理解できていない医師や、抗がん剤治療に不慣れな医師もいます。そのような医師が化学療法を担当する場合、副作用を恐れるあまり、ついつい抗がん剤の投与量を減らしたり、回数を少なくすることがあります。しかし、それでは明らかに「病気の治癒」という目標を達成することができなくなります。専門医による治療ならば、さまざまな副作用軽減策を講じますから、副作用をほとんど経験せずに治療を終了することができます。抗がん剤を検討する段階になったら、やはり専門医に相談するほうが良いでしょう。

ホルモン療法が必要になります。初期治療におけるホルモン療法は、最近では5年から10年間と、大変長い期間使用するようになってきました。詳しくは、「初期治療におけるホルモン療法」を参照してください。

ホルモン療法を行うにあたって、気を付けるべき点として、「化学療法とホルモン療法を同時に行わない」ということがあります。初期治療では、抗がん剤の点滴や服用をしているうちにホルモン剤を併用すれば、治療効果の損なわれることが示されています。

(2) 転移・再発治療の目指すもの

一方、遠隔転移をきたした場合、その状態からの完全治癒はかなり難しく、通常3〜5％程度と言われています。そういえば、遠隔転移してから10年以上にわたり、病気が再びぶり返してこないな、という患者さんもいますが、そういう人はきわめて少ないのです。大半の患者さんに対しては、「病気の進行を遅らせ、症状を和らげる」ことが治療の目的となります。QOLの観点からも「穏やかな治療」を選ぶことが重要なのです。67ページに詳しく解説します。

● 術後化学療法の有効性

乳がんの手術をしたあと、外科の先生から「手術で取り切れました」とか、「脇（腋）の下のリンパに転移はありませんでした」などと言われても、手術後、数年あるいは10年以上も経ってから、遠隔転移が現れる方がいます。遠隔転移は、微小転移（囲み解説参照）が原因と考えられています。手術直後に、微小転移を根絶してしまおう、という目的で行われるのが術後化学療法です。

術後ですから、原発病巣はすでに切除されていますし、微小転移と言ってもどこにあるのか、姿は見えないし、特に症状もない。しかし、化学療法による副作用は出る。こんな状態で12週間から24週間にわたって化学療法を受けるためには、よっぽど効果について正しい認識を持っていないと続けられるものではありません。では、効果とは何でしょうか。

術後化学療法を受けている最中の患者さんに、「今の治療は、効果はあるのでしょうか？」と尋ねられることが時々あります。正直な答えは「分かりません」ということです。なぜ、分からないかというと、術後化学療法の効果は、手術だけの場合と、手術のあとで化学療法を行った場合とを、数百〜数千人の患者さんを対象に比較した臨床試験の結果、再発、あるいは死亡した患者が〇〇％減少した、というデータが元になっているからです。私たちは、「あなたと同じような病状の患者さんが、手術を終わってから一定期間、化学療法を受けた場合、再発のリスクは〇〇（例えば4分の3）に減少することはできる」ということは説明できても、患者さんひとり一人について効いているか、ということは、まったく分からないのです。私も、術後化学療法について、どのように説明したら患者さんが分かってくれるかと思い、いろいろ工夫をして考えついたのが、「400個の☺」（図1-①）です。手術だけ、あるいは手術と放射線治療というような局所治療だけで済ませた場合に再発する患者さんの割合、これをベースラインリスクと呼びます。ベースラインリスクを知るには、次のような検査の結果を参考にします。

①手術で切除した腋窩リンパ節の病理学的検査で腋窩リンパ節に転移があったか、あった場合はいくつあったのか、②ホルモン受容体（エストロゲン受容体・ER、

1章　知っておきたい標準治療と最新治療

プロゲステロン受容体・PR）は陽性か陰性か、③病理学的に調べたがんの大きさ（腫瘍浸潤径）はどれぐらいか、④細胞の顔つき、と言われるグレードはどうか。

これらの検査結果を「予後因子」と呼びます。

例えば、60歳女性、腋窩リンパ節転移陰性、ホルモン受容体陰性、病理学的腫瘍浸潤径2.5cm、グレード3であった場合、手術後10年以内に再発する割合（ベースラインリスク）は45％と考えられます（図1-②）。手術後に再発する患者さんと再発しない患者さんは、抗がん剤を検討する時点では見分けることができませんから、ある程度のベースラインリスクのある患者さんは、抗がん剤治療を受けるほうが良い、と説明されます。400人全員がCMFという抗がん剤治療を受けたとすると、CMFによる再発抑制効果は、計算上は36人の患者さんで再発が免れるということになります（図1-③）。この再発を免れる患者さんの割合が、治療によるリスク抑制効果というわけです。すると、手術、抗がん剤治療を受けた患者さんは10年経ってみると、3種類に分けることができます。☺は、手術だけで乳がんが治っていた患者さん、この人たちにとっては術後の抗がん剤治療は

不要だったと言えます。☹は、手術の後、抗がん剤治療をしても再発した患者さんです。この人たちは、抗がん剤も、ひょっとしたら手術も意味がなかったのかもしれません。結局、抗がん剤治療を受けて、明らかに良かったと言える人は☺だけ、ということになります。た

だ、☹の患者さんでも抗がん剤を受けなければ、もっと早く再発していたのを、再発までの期間を延ばすことができた、という効果はあるかもしれません。

かつて、「CMFは完璧な治療」と言っていた患者団体がいましたが、この結果を見ても、CMFはけっして完璧ではなく、抗がん剤治療の効果は、まだまだ不完全であることがよく分かります。本書で静岡がんセンターの齋藤裕子さんが分かりやすく書いているように、もっと効果の良好な治療を開発していくには、臨床試験を積み重ねていくことが必要だ、ということがよく分かると思います。抗がん剤治療による副作用、病院に通ったり入院したりという不便、経済的な負担など、治療を受ける立場の患者さんにとってのさまざまな害悪を「ハーム」と呼びます。術後抗がん剤治療を受けるかどうかを検討する場合には、前記の、ベースラインリスク、抗がん剤

図1　ベースラインリスク

①乳がんの手術を受けた患者さんが400人いるとします。400人もいれば、リンパ節転移、腫瘍の大きさ、グレード、ホルモン受容体の状態などの予後因子の状態はさまざまでしょう。

②仮に、400人が全員同様な病態であり、同じ予後因子を持っていたとして、再発のベースラインリスクを45％とします。つまり400人のうち☹で表した180人は再発、☺で表した220人は再発しないということになります。

③この400人全員が抗がん剤治療（CMF）を受けたとします。抗がん剤治療により、再発を免れる患者数は☺で表した36人という計算になります。

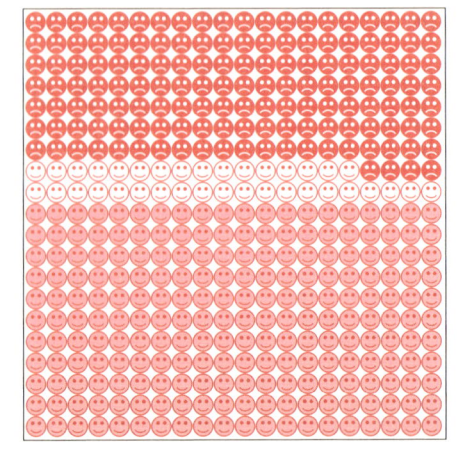

1章 知っておきたい標準治療と最新治療

によるリスク抑制効果、そしてハームについてのバランスを考えるため十分な情報に基づいて決めなければなりません。

● ザンクトガレン会議

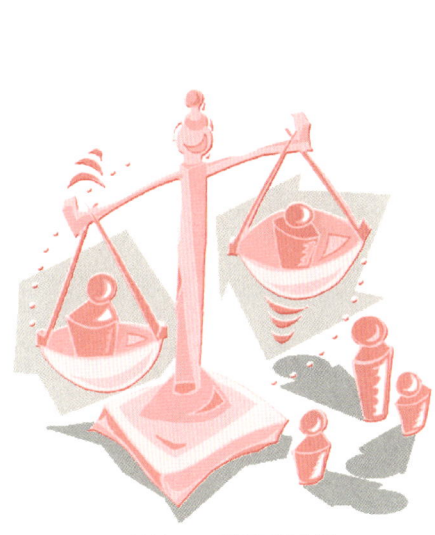

乳がんの初期治療として、手術、放射線、抗がん剤、ホルモン剤のうち、どの治療をどんな順番で実施するのが一番良いか、ということは時に専門家の間でも意見が分かれることがあります。1978年から数年ごとに、世界中の乳がん治療の専門家がスイスの古都、ザンクトガレンに集まり、標準的な治療を討議します。2003年の3月に第8回の会議が開催されました。この会議で合意された内容が、国際的標準治療と考えられます。

（1）ザンクトガレン会議での推奨治療

手術→化学療法、ホルモン療法という順番の治療を考える際、まず、術後の検査で判明した予後因子に基づいて再発のベースラインリスクを3段階に分けています。すなわち、腋窩リンパ節転移陽性患者、腋窩リンパ節転移陰性標準リスク患者、腋窩リンパ節転移陰性最小リスク患者です。腋窩リンパ節転移陰性最小リスクに分類される患者さんでは、薬物療法をまった

バランスの評価が大切

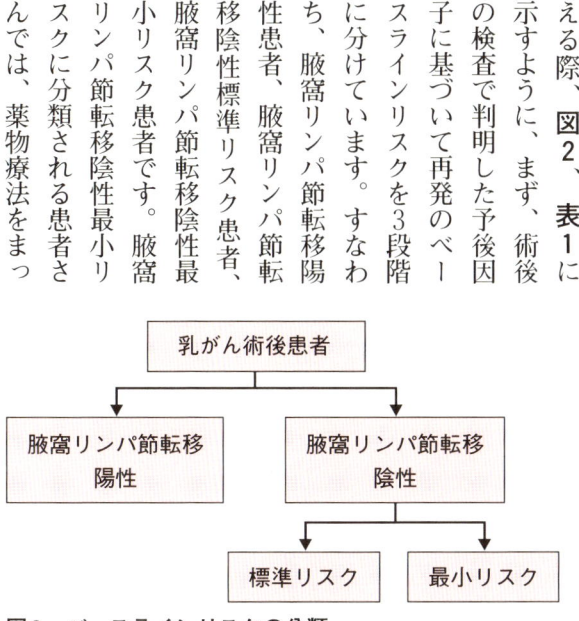

図2 ベースラインリスクの分類

（乳がん術後患者 → 腋窩リンパ節転移陽性／腋窩リンパ節転移陰性 →標準リスク／最小リスク）

たく必要としない、あるいはホルモン療法のみ、とされています。それ以外では、予後因子に応じて何らかの薬物療法が必要とされています（表2）。

●術前化学療法の有効性

化学療法を、手術の前に行う方法を術前化学療法と呼び、最近、行われる機会が増えてきています。

乳がんと診断された患者さんにとっての重大な関心事は、乳房を全部取らなければいけないのか、温存手術ができるか、ということだと思います。日本乳癌学会で出している「乳房温存療法ガイドライン」によると、温存手術ができる患者さんは、しこりの大きさが3cm以下、広範な石灰化（マンモグラフィで広い範囲に石灰化がある ということ）がない、腫瘍が1個である、というような条件を満たす場合とされています。しこりが大きい場合、しこりが乳頭に近いところにある患者さんでは、乳房温存術ができない、と言われることがあります。このような患者さんにとって術前化学療法は朗報です。

術前化学療法とは、まず抗がん剤治療を行い、腫瘍を小さくし乳房温存手術を行う方法です。乳房を全部取る手術のほうが温存術よりも優れている、安心である、ということはありませんし、一日でも早く手術をしなければ、その間に遠隔転移が進んでしまうということもありません。むしろ、生命に関わる遠隔微小転移に対して、先に治療を行うわけですから、手術のために歳月を費やすよりはずっと安心、という考え方もあります。

術前化学療法は、1980年代から「局所進行乳がん」の患者さんを対象に行われてきました。局所進行乳がんとは、乳がんと診断された時点で、がんが皮膚表面に露出している、胸の筋肉や肋骨など、胸壁によって達している、あるいは、脇の下のリンパ節への転移によって腕がむくんでいる、などの病状を指します。このような局所進行乳がんは「手術不能」と呼ばれ、すぐには手術をしないで、まず抗がん剤で幾分でも小さくしておいてから手術をする、という方法がとられます。最近では、放射線治療技術も進歩しているので、手術の代わりに放射線治療を行う場合もあります。1990年代に術後化学療法と術前化学療法を比較する試験が行われた結果、術前化学療法の再発抑制率は、術後化学療法と同じであり、術前化学

1章　知っておきたい標準治療と最新治療

表1　腋窩リンパ節転移陰性患者のリスク分類

ベースラインリスク	ホルモン療法感受性	ホルモン療法非感受性
最小リスク	●ERおよびまたはPR陽性 さらに以下のすべてを満たす ●病理学的浸潤径　2cm以下 ●グレード1 ●年齢35歳以上	該当なし
標準リスク	●ERおよびまたはPR陽性 さらに以下のいずれかひとつに該当 ●病理学的浸潤径　2cmを超える ●グレード2〜3 ●年齢35歳未満	ERおよびPR ともに陰性

表2　第8回ザンクトガレン会議での推奨治療

ベースラインリスク		ホルモン療法感受性			
		感受性		非感受性	
		閉経前	閉経後	閉経前	閉経後
腋窩リンパ節転移陰性	最小リスク	●ノルバデックス ●無治療	●ノルバデックス ●無治療	該当なし	
	標準リスク	●ゾラデックス+ 　ノルバデックス ●抗がん剤→ 　ノルバデックス± 　ゾラデックス ●ノルバデックス ●ゾラデックス	●ノルバデックス ●抗がん剤→ 　ノルバデックス	抗がん剤	
腋窩リンパ節転移陽性		●抗がん剤→ 　ノルバデックス± 　ゾラデックス ●ゾラデックス+ 　ノルバデックス	●抗がん剤→ 　ノルバデックス ●ノルバデックス		

に、乳房温存術を実施できる患者さんの割合が明らかに増えたのです。

それでは、術前と術後、どちらの化学療法が、より効果があるのでしょうか。両者を比較した表を作りました（表3）。

治療の目的は、どちらも全身に散らばっている可能性のある微小転移を根絶することです。抗がん剤治療の期間は術前、術後いずれも12〜24週間。しかし、術前化学療法の場合、約8〜9割の患者さんでは、しこりが小さくなっていくという化学療法の効果を患者自身も体験できますから、「こんなに効いているのなら多少の副作用は我慢しよう」と前向きな姿勢になることができます。

一方、術後に化学療法を行う場合、臨床試験で確認された効果の程度は頭では理解できているものの、患者さんひとり一人にとって、「私は効いているの？」ということが、皆目検討がつきません。効果は体験できず、副作用は体験するとなれば、よほど効果に関して理屈で理解できていないと、長丁場の化学療法は続けられるものではありません。副作用があるからといって、途中で治療を止めてしまったり抗がん剤の分量を減らしてしまっては、目指すべき効果が得られないわけです。また化学療法はあくまで全身療法ですから、これをやれば放射線照射をしないで済む、ということはなく、温存術を行ったら局所療法としての放射線治療を加えないといけないことになります。

このように、術前と術後の化学療法を比べてみると、どうも術前化学療法のほうが良さそうです。

●抗がん剤の種類、主な副作用

術前でも術後でも、化学療法は、1剤のみの抗がん剤を使うことはなく、多剤併用といって、作用の異なる抗がん剤を2〜3種類併せて使用します。同時に併用することもありますが、最近では、順次投与と言って、2種類のレジメン（治療のひとまとまりをレジメンと呼びます）を12週間ずつ、順番に投与する方法が用いられることが多くなっています（表4）。

抗がん剤と聞くと、副作用を心配する方が大変多いです。確かに、「細胞毒性」という作用を利用して効果を

1章 知っておきたい標準治療と最新治療

表3 術前と術後で行う化学療法の比較

化学療法の時期（手術の）	前	後
目的	微小転移の根絶 原発病巣の縮小	微小転移の根絶
期間	12〜24週間	12〜24週間
効果の確認	原発病巣の縮小を体験できる	できない
副作用	同じ	
放射線照射	温存手術をすれば必要	

表4 乳がん初期治療で使用される抗がん剤の種類

術前	術後
AC→P	CMF
EC→P	AC
CEF→P	CAF
AC→D	AC→P
EC→D	EC→P
AD	DAC
ED	CEF

A＝アドリアシン（一般名：塩酸ドキソルビシン/アドリアマイシン）〜注射薬
C＝エンドキサン（一般名：シクロフォスファミド）〜注射薬、内服薬
D＝タキソテール（一般名：ドセタキセル）〜注射薬
E＝ファルモルビシン（一般名：エピルビシン）〜注射薬
F＝5-FU（一般名：フルオロウラシル）〜注射薬
M＝メトトレキセート（一般名：メトトレキサート）〜注射薬
P＝タキソール（一般名：パクリタキセル）〜注射薬

発揮する薬剤なので、正常組織に対しても何らかの影響が及び、それが副作用として現れます。よく「抗がん剤を使用すると命を縮める」と心配する人がいます。しかし、抗がん剤が延命につながることはあっても、命を縮めることはあり得ない、これだけは間違いないことです。同じ抗がん剤を使用してもまったく副作用の出ない方もいますし、逆に副作用が強く現れる方もいます。このように抗がん剤の副作用には、個人差があります。しかし、むかむかする、嘔吐する、熱が出る、食欲がなくなる、下痢、便秘などの副作用に対する予防方法、治療方法がありますから、さまざまな副作用対策を講じることによって、安心、安全な抗がん剤治療を受けることができるのです。これも、間違いないことです。副作用の具体的対処法については、90ページで聖路加国際病院の中村清吾先生が分かりやすく説明されていますのでご参照ください。ここでは、各治療レジメンに伴ってどのような副作用が出るか、代表的なものをいくつかご説明し、副作用対策のポイントを解説します。

① 吐き気・嘔吐

AC、EC、CAF、CEFなどアドリアシン、ファ

ルモルビシンが含まれるレジメンは比較的吐き気が強いです。しかし、吐き気はステロイドホルモンのデカドロン、制吐剤のカイトリルの前投与、および点滴後3〜5日間の内服で抑えることができます。

② **手指先、足裏のしびれ**

タキソールなどで出現しますが、今のところ、有効な治療方法はありません。しかし、化学療法終了後3〜6か月ぐらいでしびれは軽減〜消失しますので、治療中は辛抱していただきたいものです。

③ **口内炎**

5-FU、アドリアシン、ファルモルビシンなどを使った場合に出ることがあります。症状を抑える軟膏があります。

④ **全身倦怠感**

タキソテールを使った場合、3割ぐらいの患者さんに出ると言われています。今のところ、この副作用を防ぐ良い薬はありません。しかし、注意すべきことは、抗がん剤の副作用だと思っていたら、じつは、ビタミン不足や睡眠不足が全身倦怠感の原因であったという場合もあるので、原因をはっきり見極めることが大切です。

⑤ **アレルギーによる過敏性反応**

副作用の中でも一番注意が必要です。タキソールやタキソテールを使った場合、約3％の患者さんに重篤なアレルギー反応が出るので、投与に当たっては細心の注意を払うことが必要です。

⑥ **血管に対するダメージ**

特に点滴が血管の外に漏れて、点滴しているところが腫れるような場合、薬剤によっては、その部分に潰瘍ができることもあり、ひどい場合には皮膚移植が必要となることさえあります。絶対に血管外に漏らしてはいけない抗がん剤は、ナベルビン（一般名・酒石酸ビノレルビン）、ビンブラスチン（一般名・硫酸ビンブラスチン）、フィルデシン（一般名・硫酸ビンデシン）、オンコビン（一般名・硫酸ビンクリスチン）など「ビンカアルカロイド」と呼ばれるグループ、アドリアシン、ファルモルビシン、マイトマイシンなど「アンソラサイクリン」と呼ばれるグループ、マイトマイシン（一般名・マイトマイシンC）などがあります。また、タキソール、タキソテールなども注意が必要です。したがって抗がん剤治療では、医療者側は、注意するべき薬剤が何かをよく認識し、サーフロー、エ

1章 知っておきたい標準治療と最新治療

ラスターなどの柔らかい留置針を使い、経験を積んだ専任の看護師が点滴を行い、血管外に薬剤が漏れないように注意する必要があります。また、患者さんは、点滴中に点滴部位が腫れてくる、痛みがだんだん強くなる、針を刺したところの痛みが点滴中いっこうに軽くならない、などの場合は、担当の看護師にその状況を伝えてください。なお、抗がん剤など点滴を含めて、静脈注射は、2001年（平成13年）より、看護師業務であることが改めて確認されました。看護師の皆さん、抗がん剤の点滴を多忙な医師に頼らず、看護業務として、きちんと対応してください。

⑦ 好中球減少

「抗がん剤治療をすると免疫力が落ちる」、などと言う人が多いです。確かに大部分の抗がん剤では、点滴後7日から12日目あたりに、白血球の成分である好中球が減少し、この時期は、細菌感染に対する体の防御力、すなわち免疫力が低下しますが、それは一時的です。好中球が減少している時期に38度を超える熱が出ることがありますが、抗生物質の内服や好中球を増やすG-CSFの注射で対処可能です。しかし、15日目を過ぎれば、細菌感染に対する免疫力は元通りに復活しますから、21日を過ぎたあたりに、また、次の抗がん剤の点滴を安全に行うことができるわけです。

⑧ 脱毛

女性にとっては深刻な問題です。アンソラサイクリン系薬剤、タキサン系薬剤では、脱毛は必発です。最初の点滴開始から、15～16日目頃から抜け始め、ほとんどの毛髪が抜けます。しかし、点滴が終了する頃には発毛が始まります。

⑨ 卵巣機能に与えるダメージ

化学療法を数回行うと、月経が止まります。化学療法のうちでもエンドキサンは、とくに卵巣機能に与えるダメージが強いことが知られています。20～30歳代では、半数の患者さんで、化学療法終了後、月経周期が復活しますが、40歳代以上では、そのまま閉経することが多いです。若い患者さんで、妊娠の希望がある場合には、抗がん剤治療による卵巣機能ダメージに関しても担当医とよく相談する必要があります。

大切なことは、抗がん剤の種類によって現れる副作用が異なりますから、「どの薬で、いつ頃、どんな副作用

が出るか、そしてそれはいつ頃回復するのか」を正しく把握し、あらかじめ準備できることはしておくことです。

● ホルモン剤による治療

（1）乳がんのホルモン感受性

乳がんは、エストロゲン（女性ホルモンのこと）によって分裂、増殖が促進されるという性格をもっています。この性格を、「ホルモン感受性」と呼びます。といってもすべての乳がんがホルモン感受性があるというわけではありません。ホルモン受容体（リセプター）陽性の乳がんがホルモン感受性あり、ということになります。ホルモン受容体は、がん細胞の中に存在する、エストロゲンの受け皿、または、エストロゲンと適合するカギ穴のようなものです。カギ穴に、エストロゲンが結合すると、乳がんの分裂、増殖が一気に高まる、というわけです。乳がんの場合には、原発巣にしても転移巣にしても、ホルモン受容体を測定することによって、ホルモン剤が効くタイプか効かないタイプか分かります。ホルモン受容体には、「エストロゲン受容体」と「プ

ロゲステロン受容体」の2つがあります。いずれか陽性の場合にはホルモン療法の効果が期待できます。陰性の場合はホルモン療法は、全然効きません。陰性でも「念のためやっておきましょう」と勧める病院もありますが、陰性ならばホルモン剤は使ってはいけません。ホルモン受容体は、どこの病院でも保険の利く検査として実施しています。手術後、1か月目までには結果が出ますから、担当医に確認しましょう。乳がんのホルモン剤として、最も多くの患者さんに使用されているノルバデックスは、抗エストロゲン剤と呼ばれ、カギ穴であるエストロゲン受容体に先回りしてブロックしてしまう結果、エストロゲンの作用が発揮されなくなるという仕組みで効果を発揮します。

（2）初期治療におけるホルモン療法

ホルモン感受性のある場合には、手術、化学療法が終了したあとにホルモン療法を行います。ホルモン剤と抗がん剤を同時期に使用すると効果が弱まってしまうことが分かっています。ホルモン療法は、前出の**表1、2**のように、閉経前か、閉経後か、再発のベースラインリスクはどの程度か、を考慮して選択します。化学療法と異

64

1章 知っておきたい標準治療と最新治療

なり、ホルモン療法は副作用が大変軽いので、少しでも効果が期待できる場合には積極的にホルモン療法の代わりになる効果が期待できる場合には積極的にホルモン療法を行うこと、ホルモン療法は必ずしも化学療法の代わりになるものではなく、化学療法の効果とホルモン療法の効果は足し算として現れること、などが重要なポイントです。

◆閉経前の場合

閉経前でホルモン感受性のある場合、CMF＋ノルバデックスとゾラデックス＋ノルバデックスとは、同じぐらい再発を抑える効果があることが分かりました。ゾラデックスとは、ホルモン剤の一種で、卵巣機能を抑える働きがあります。この臨床試験の結果に基づいて、ザンクトガレン会議での、閉経前、ホルモン感受性のある患者さんの術後薬物療法は、①抗がん剤とノルバデックスを内服（5年間）、②その場合、月経周期が復活した場合はノルバデックスに加えゾラデックス注射（2〜5年間）、③ゾラデックス注射（2〜5年）＋ノルバデックスを内服（5年間）のいずれかが推奨されています（表2）。抗がん剤に比べれば、ゾラデックスの副作用は軽く、脱毛はほとんどありませんが、患者さんによっては、日に数回、何の前触れもなく、顔面から汗が噴き出すような感じと、顔面から頭部の熱感を伴うホットフラッシュが出現することもあります。ゾラデックスの投与期間は2〜5年、あるいは通常の生理が止まる年齢（53歳ぐらいまで）と言われていますが一定の見解はありません。ゾラデックスは、2004年6月現在、毎月6万円ずつの治療費がかかり、経済的にもかなりの負担になります。薬剤の選択にあたっては、ゾラデックス2年間（約150万円）と、抗がん剤のCMFを半年（治療費は6サイクルで約30万円）を、効果、副作用、費用などから、総合的に比べる必要があります。

◆閉経後の場合

閉経後の患者さんで、ホルモン感受性のある場合でも、化学療法は効果がある、ということにはありません。化学療法の代わりにホルモン療法を行うわけですが、ザンクトガレン会議の推奨治療にもあるように、2002年あたりまでは、初期治療におけるホルモン療法はノルバデックスが最も有効で安全、と考えられてきました。ところが、アロマターゼ阻害剤と呼ばれる一連の薬剤が登場し、ノルバデックスよりも再発抑制効果が強い、ということ

が臨床試験で示されたのです。

アロマターゼとは、閉経後、副腎皮質から分泌される男性ホルモンが女性ホルモンに転換されますが、その変換する酵素で、皮下脂肪、肝臓、乳がん組織などに存在します。このアロマターゼの働きを妨げることで、乳がんの増殖、分裂に必要な女性ホルモン値を低下させます。アロマターゼ阻害剤には、アリミデックス、アロマシンなどがあります（表5）。副作用として骨粗鬆症が懸念されますが、骨密度を4か月に1回測り、もし骨密度が低下するようなことがあれば骨粗鬆症の治療薬としてビスホスフォネート製剤やラロキシフェン（商品名エビスタ）などの併用も今後必要になる可能性があります。それについては担当医とよく相談してください。ノルバデックスの副作用として、子宮内膜がんの発症があげられますが、そのリスクはきわめて低いもので、実際には、臨床的に問題となることは大変少ないです。詳しくは92ページをご参照ください。

◆ホルモン剤の内服期間

初期治療の目的は、乳がんを再発させないことであり、ホルモン剤の内服も、最近では5〜10年間と、大変長い

表5　ホルモン剤の種類

作　用	薬品名
LH-RHアゴニスト製剤 （卵巣機能を抑制し女性ホルモンの分泌を抑えることでがん細胞の働きを妨げる）	ゾラデックス（一般名・酢酸ゴセレリン） リュープリン（一般名・酢酸リュープロレリン）
抗エストロゲン剤 （女性ホルモン受容体に付いてがん細胞との結合を阻害する）	ノルバデックス（一般名・タモキシフェン） フェアストン（一般名・トレミフェン）
アロマターゼ阻害剤 （閉経後、副腎皮質から分泌される男性ホルモンが女性ホルモンに転換されるが、その変換する酵素のアロマターゼの働きを妨げる）	アロマシン（一般名・エキセメスタシン） アリミデックス（一般名・アナストロゾール）
プロゲステロン製剤 （脳下垂体全体に働き、女性ホルモンの量を低下させて、がん細胞の働きを抑制する。詳細は不明）	ヒスロンH（一般名・酢酸メドロキシプロゲステロン）

期間使用するようになってきました。かつては2年間内服で良い、とされていましたが、2年間内服と5年間内服の再発抑制効果を比較した結果、5年間内服のほうが優れた効果が確認されました。最近では、日本の病院でもノルバデックスの内服期間は5年間となっています。さらに内服期間を長くすればどうか、ということで、ノルバデックス5年内服と10年内服を比較した結果、5年を超えて長期間内服するとかえって再発率が高くなってしまう、という結果が出たので、ノルバデックスの内服期間は5年で十分、ということが分かりました。ノルバデックス5年とアリミデックス5年間の内服を比較した臨床試験では、アリミデックス5年間のほうが再発を抑える効果が優れているという結果です。ノルバデックス5年内服と、ノルバデックス5年終了後にレトロゾール（日本では発売されていない）5年間内服を追加するほうが再発を抑える効果が優れているということが分かりました。最近、結果が発表されたもう一つの大規模臨床試験はノルバデックスを2〜3年内服した患者を対象に、引きつづき合計5年になるまでノルバデックスを内服継続した場合と、アロマシンに変更して合計5年まで内服した場合とを比較、この結果、アロマシンに変更したほうが再発を抑える効果が優れているという結果が出ました。これらの結果から、ノルバデックスとアロマターゼを併せて10年間内服するというのが、現在、お勧めの治療であると思います。

● 転移した乳がんの治療

遠隔臓器に転移した乳がんを、転移性乳がんと呼びます。転移性乳がんに対する治療は、症状を和らげること、生存期間の延長（延命）を目指して行うので、効果がある治療のうちから、なるべく副作用の軽い治療を順番に選択していきます。QOL（生活の質）を高めること、生存期間の延長（延命）を目指して行うので、効果がある治療のうちから、なるべく副作用の軽い治療を順番に選択していきます。

（1）転移しやすい場所

がんが、時間的にあとになって出てくることを「再発」、違う臓器に移ることを「転移」と言います。乳がんが肺に再発しても、それは、肺転移であり、肺がんとは言いません。その理由は、転移しても、もともとの乳がんの

性格を持っているため、乳がんの治療が必要になるからです。乳がんが転移しやすい臓器としては、肺、骨、胸膜（がん性胸膜炎）、肝臓、皮膚、脳、体表リンパ節などが多く、眼底、副腎、後腹膜リンパ節、腹膜（がん性腹膜炎）などに転移することもあります。

① 肺転移

直径数cmの円形の腫瘍として現れることが多いです。症状を伴うことは少なく、レントゲン写真やCTで見つかる場合が多いです（小結節型）。一方、リンパ管型と呼ばれるタイプは、気管支、血管、肺胞周囲の間質に浸潤するもので、呼吸困難や咳嗽（せき）を伴うことが多いです。

② 骨転移

腰椎、胸椎、頸椎、骨盤、胸骨、大腿骨、上腕骨、肋骨など、赤色骨髄のある体幹近くに出現し、通常は溶骨性変化と言って骨が弱くなり、重みが加わる部位（脊椎、大腿骨）の骨折、疼痛をきたしたり、骨が溶け出す結果、高カルシウム血症が起こることがあります。

③ 肝転移

通常、数cm大の結節性転移で、症状を伴わないことが多いです。血液検査で、GOT、LDH値の上昇として現れることもありますが、異常のない場合も多いです。広範に及ぶこともあり、その場合は血液検査でGOT、LDH値の上昇、ビリルビンの上昇、アルブミンの低下などを伴い、自覚的には肝臓の腫大による、腹部膨満感などの症状が現れます。他覚的には、黄疸が認められることもあります。

④ 脳転移

無症状のこともありますが、手足が動かない、言葉が出てこないなどの神経症状が出ることがあります。また、脳は、頭蓋骨で囲まれた限られた容積の中にあるため、そこに乳がんが転移すると、脳がむくみ、頭蓋骨内の圧力が高くなります。これを脳圧亢進と呼び、頭痛（特に朝～午前中）、悪心、嘔吐などの症状を伴うことがあります。

（2） 腫瘍マーカー

乳がんの腫瘍マーカーには、CEA、CA15-3、NCC-ST439があります。転移が診断された患者の70％では、これら3種類のうちいずれか1種類が異常値を示します。30％の患者では転移があるのに腫瘍マーカ

ーが異常値を示さないということです。また、腫瘍マーカーの値の大小と病状とは、関係がありません。例えば、CA15-3が50IU/mlよりも5000IU/mlのほうが、病状が重いということはありません。また、値がいくつになったら、病状がどうなる、というものでもありません。

腫瘍マーカーは、転移性乳がんの薬物療法の効果をモニターするのには役立ちますが、効果の確認には、画像診断が必要です。ホルモン療法や、ハーセプチンなどの治療開始直後、効果の出始めにむしろ腫瘍マーカー値が上昇することもあります。また、喫煙、糖尿病などの影響で変動する場合、月経周期に伴って変動する場合などもあり、腫瘍マーカーだけで治療効果を判断すると、間違う場合があります。腫瘍マーカーが変化した場合には、CT、MRI、骨シンチグラフィなどの画像検査を行うのが普通です。もし、増悪した場合は、腫瘍マーカーが変化してから2～3か月以内に、画像検査で見つけることができます。今使用している治療の効果を正しく見極めることが大切で、腫瘍マーカーの変動だけで治療を変えてしまうと、せっかく効き始めた治療を変えてしまう

ことになりかねません。

(3) 初期治療後のフォローアップ

初期治療が終了したあととは、定期的に病院を受診することになります。この時期、ホルモン剤の内服を続けている場合は、薬剤の処方や、服薬状況、副作用状況の確認などがあります。2～4か月に一度は病院に行かなくてはなりません。乳がん手術後の経過としては、3～4か月に一度、手術した部位、温存乳房および反対側乳房、手術した側の腕の挙がり具合、腕のむくみの状態などの診察が必要です。また、一年に一度、マンモグラフィが必要です。血液検査、CT、MRI、骨シンチグラフィなどは、状況に応じて実施すれば良く、あまり頻繁に行うとかえって別のがんができる、という報告もあります。健康のため、撮り過ぎに注意しましょう。再発を早期に見つけても、多少あとになって見つけてもその後の治療内容、治療効果は同じである、という点を正しく理解することが重要です。再発を早期に見つけるためのPET検査などは、本質的にまったく意味のないことでありましょう。初期治療後、10年以内に再発する割合は3～4割というデータがあります。また、だんだ

頻度は少なくなりますが、10年を過ぎても20年経っても転移・再発することはあります。これが乳がんの一つの特徴と言えます。もちろん、初期治療内容は、年々進歩していますから、過去のデータがそのまま、現在に当てはまるとは限りません。また、再発のリスクは、初期治療のところで説明したように、予後因子に基づくベースラインリスク、治療によるリスク抑制効果によって変わってきますから、再発をまったく心配しなくてもいいような患者さんもいます。

（4）転移性乳がんの予後

転移性乳がんと診断されたあとの生存期間の中央値は28か月ですが、肝転移の有無、遠隔リンパ節転移の有無、術後抗がん剤治療の有無、血清LDH値の上昇の有無、初期治療から再発までの期間の長短などの予後因子や、転移診断後の治療内容によって再発後の生存期間は大きく異なります。中には転移してから、20年近くお元気な方もいらっしゃいますので、この数字にあまり惑わされることのないようにしましょう。乳がんが転移・再発した場合、一定期間治療を行えば「治る」ということはないのですが、転移性乳がんも糖尿病や高血圧症と同じように、「慢性疾患」として、病気とうまく付き合うことが大切です。

（5）治療に関する原則

◆全身治療が原則

転移性乳がんは全身疾患ですから、可能な限り全身治療を選択します。原発部位、皮膚転移などで、痛み、感染、出血などがある場合は手術、放射線照射などの局所治療を追加します。脳転移がある場合は放射線照射に対しては放射線照射を行います。重みの加わる部位で骨折の危険がある場合や骨折を起こした場合、痛みを伴う場合は、骨転移に対する局所治療を行います。これら以外の局所治療は、原則として、診断確定、ホルモン受容体・HER2などの検査を目的とする以外は、治療としての意味はありません。

◆治療は一種類ずつ順番に

ホルモン感受性のある場合は、まず副作用の軽いホルモン療法から開始します。初期治療でノルバデックスを内服していた場合や、投与終了後1年経っていない場合（この場合、初期治療で行ったものを第一次ホルモン療法と呼びます）には、第二次ホルモン療法を行います。

1章　知っておきたい標準治療と最新治療

表6　転移性乳がんにおける抗がん剤の選択順位

①EC（ファルモルビシン：エピルビシン＋エンドキサン：シクロフォスファミド）、CAF（エンドキサン：シクロフォスファミド＋アドリアシン：アドリアマイシン＋5-FU：フルオロウラシル）などのアンソラサイクリン含有レジメン
②タキソール（パクリタキセル）、タキソテール（ドセタキセル）などのタキサン系薬剤
③カペシタビン、TS-1などの経口フッ化ピリミジン剤

表7　ホルモン療法の選択順位

閉経前	閉経後
①LH-RHアゴニスト＋抗エストロゲン剤	①アロマターゼ阻害剤
②LH-RHアゴニスト＋アロマターゼ阻害剤	②抗エストロゲン剤
③プロゲステロン製剤	③プロゲステロン製剤

閉経前の場合には、ゾラデックス＋ノルバデックスという選択肢があります。閉経後の場合はアロマターゼ阻害剤を使います。第二次ホルモン療法が効いている間は継続、一度効いたあとに効かなくなった場合には、第三次ホルモン療法を行います。ホルモン感受性がない場合や、行ったホルモン療法がまったく効かない場合には、抗がん剤治療に移ります。HER2陽性（HER2タンパク3＋またはFISH＋）の場合には、ハーセプチン単独、またはハーセプチンと化学療法を併用します。抗がん剤とホルモン剤は同時期には併用しません。抗がん剤およびホルモン療法の選択順位は**表6、7**の通りです。以上の原則を踏まえつつ治療方法の選択に関する判断を時間の流れで行うと、**図4**のようなフローチャート（流れ図）になります。

(6) 民間療法について

今、告知が進んでいるのですが、患者さんに十分、満足の行く説明がなされているかというと、そうではないことが多いです。抗がん剤治療もホルモン剤治療も万能ではありません。そうすると患者さんは代替医療に頼りたくなってきます。家族や親族一同も「あれを飲んだら」

図4 転移性乳がん治療フローチャート

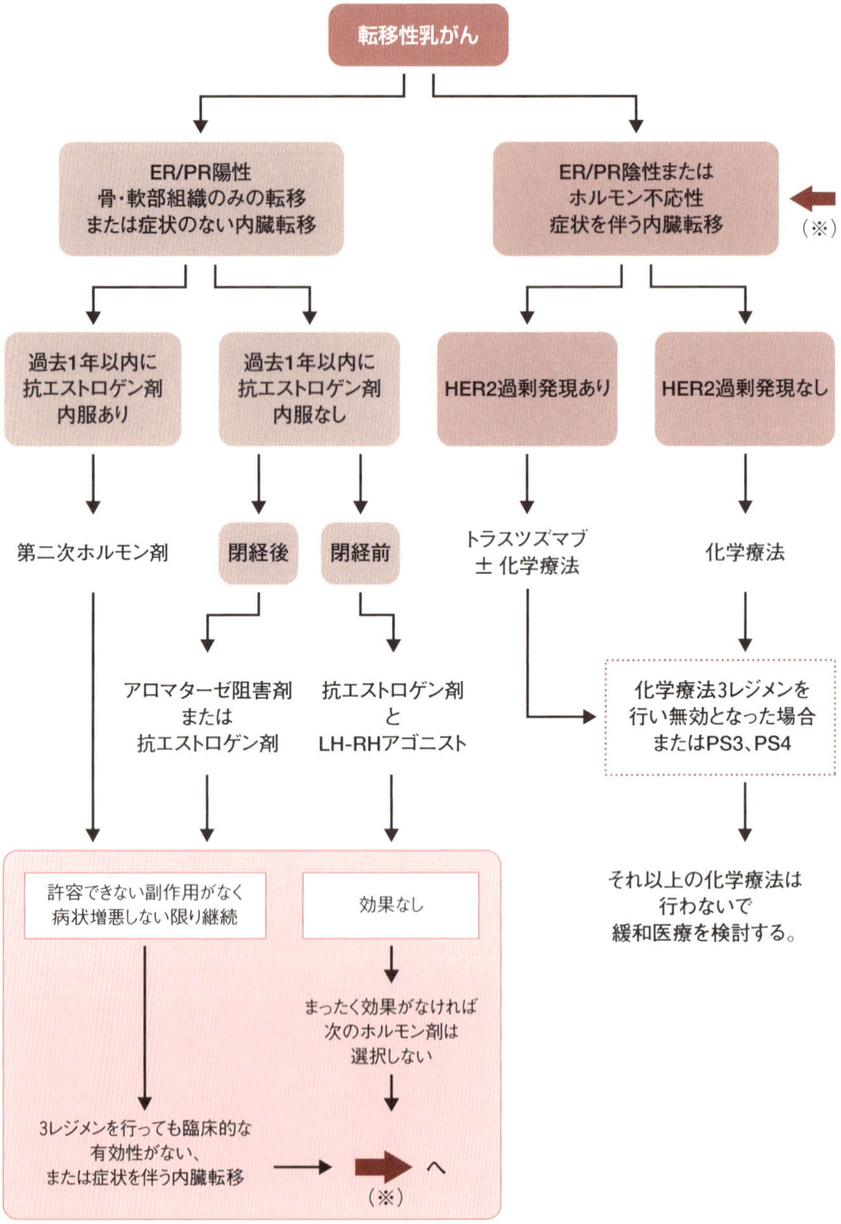

転移性乳がん
├── ER/PR陽性 骨・軟部組織のみの転移 または症状のない内臓転移
│   ├── 過去1年以内に抗エストロゲン剤内服あり
│   │   └── 第二次ホルモン剤
│   └── 過去1年以内に抗エストロゲン剤内服なし
│   ├── 閉経後 → アロマターゼ阻害剤 または 抗エストロゲン剤
│   └── 閉経前 → 抗エストロゲン剤 と LH-RHアゴニスト
└── ER/PR陰性またはホルモン不応性 症状を伴う内臓転移 ←（※）
    ├── HER2過剰発現あり → トラスツズマブ ± 化学療法
    └── HER2過剰発現なし → 化学療法
        └── 化学療法3レジメンを行い無効となった場合 または PS3、PS4
            └── それ以上の化学療法は行わないで緩和医療を検討する。

【ホルモン療法側】
- 許容できない副作用がなく病状増悪しない限り継続
  → 3レジメンを行っても臨床的な有効性がない、または症状を伴う内臓転移 →（※）へ
- 効果なし
  → まったく効果がなければ次のホルモン剤は選択しない

(National Comprehensive Cancer Network)
渡辺 亨による日本語訳©

1章 知っておきたい標準治療と最新治療

「これがいい」と心配して勧めてくれます。その中で多いのがアガリクス、メシマコブ、サメの軟骨、プロポリス、カニの甲羅（キチンキトサン）、DHAC…これらは健康食品という分類であり、効果も安全性も確認されていない状況で、患者さんたちは入手しているのです。これはとても危険なことです。つい最近、アガリクスで劇症型肝炎を起こして亡くなった男性の記事が新聞に載りました。患者さんは担当医に言わずに飲んでいる場合が多いですし、言ったとしても医師のほうも「気休め程度ならまぁいいんじゃないですか」ということで禁止することは少ないのです。しかし、健康食品を服用していて肝臓に悪い影響が出たり、それが原因で命を落とした患者さんがいることは事実です。私は「健康食品は不健康食品である」と言っても過言ではないと思っています。

● 話題のハーセプチン（抗体療法）

ハーセプチンは、1990年代の初めから開発が始められた抗体です。このハーセプチンを用いた治療を抗体療法と呼びます。日本では、2000年に発売されまし

た。乳がん患者の2割前後は、がん細胞の表面に「HER2（ハーツー）」と呼ばれるタンパクが、たくさん出ています。HER2タンパクは、受容体であり細胞膜を貫通するような形で細胞の内と外にあり、がん細胞の増殖に必要な物質を細胞の外から内に取り込むような働きをしています。HER2タンパクがたくさん出ていることを「過剰発現している」と言います。HER2タンパクが過剰発現している乳がんは、転移しやすい、増殖が速いなど、とても「質が悪い」ということが分かっていました。このHER2タンパクに手錠のように結合して、その働きを打ち消してしまうのが「ハーセプチン」です。ハーセプチンは、がん細胞が生きていくために必要なエサを取込もうとするHER2タンパクの働きを妨げることでがんが死ぬ、という仕組みをもっています。

ハーセプチンが効くタイプかどうかは、乳がん組織（原発病巣でも転移病巣でも良い）を使用して免疫染色（免疫組織化学染色法）を行い、乳がん細胞を染めます。染まり方を0、1+、2+、3+の4段階に評価し、3+の場合を強陽性として、ハーセプチン治療の対象になり、4〜5割には効果が出ます。2+の場合、効果が

出るのは1割ぐらいです。そこで、HER2遺伝子を調べる、フィッシュ（FISH）法を行います。

ハーセプチンが効くタイプの患者さんでは、まずハーセプチン単独での治療を始めます。ハーセプチンは1週間に1回の点滴になります。副作用として、38度近く熱の出ることがあります。しかしその副作用は1回目の点滴で4割の患者さんに出ますが、2回目以降は出ません。

ハーセプチン単独で効果がない場合には、ハーセプチン＋タキソールとか、ハーセプチン＋ナベルビンといった抗がん剤との併用を行うことになります。ハーセプチンの重大な副作用として心不全があります。これは、心臓の筋肉にハーセプチンが悪影響を及ぼし、心臓のポンプ作用が低下、軽い運動や日常生活でも息が切れる、などの症状が出ます。ハーセプチン治療を受けた患者さんの5％ぐらいに出現しますので、治療中は定期的な心電図検査、心機能検査が必要です。

ハーセプチンは、現在、転移性乳がんの治療薬として承認されています。初期治療では使えません。再発抑制効果があるかどうかも分かっていませんし、心不全に対する懸念もあります。また抗がん剤のファルモルビシンやアドリアシンはもともと心毒性が強いので、ハーセプチンと一緒に使いません。また、ハーセプチンとホルモン剤を一緒に使うということも、どの程度の効果があるか、確認が取れていません。

● 抗がん剤治療医の選び方・つきあい方

腫瘍内科医は、抗がん剤治療の専門家ですから、抗がん剤を使って最大の効果を引き出し、最小の副作用にとどめることができます。しかし、腫瘍内科医は、人手不足で、乳がんを診る腫瘍内科医は、全国でも20人程度とまだまだ少ないのです。そこでお薦めしたいのは、乳がん治療を外科医の立場で専門的に取り組んでいる医師すなわち乳腺外科医のいる病院で専門の方法を探すことです。外科医と乳腺外科医は、専門医の認定方法もまったく別です。乳腺科、あるいは乳腺外科と標榜している病院や、「乳がんの手術件数が多い病院」がその目安になります。乳がんの手術件数が多い病院では、手術だけでなく抗がん剤治療にも実績がありますし、副作用の対策もうまくできます。手術件数は年間100例が目安で、10～20例しか

1章 知っておきたい標準治療と最新治療

ないような医療施設では、抗がん剤治療は受けないほうがいいでしょう。「ここの病院では、年間に何人ぐらいの患者さんが乳がんの手術を受けていますか」と質問してみて、手術件数が少ないようなら地域の他の専門病院に移ったほうがいいと思います。乳がん患者をサポートする患者会に照会すると、専門病院を探してくれます。

また、乳がんの専門家だからといって、医師同士、完全に意見が一致することはありません。例えば、乳房温存手術にするか乳房全摘手術にするか、抗がん剤が必要かどうかといった問題については、意見が分かれることがあります。

治療法について他の医師の意見を聞くことをセカンドオピニオンと呼びます。もし複数の医師から違う意見を聞いた時に何を規準に判断すればいいのでしょうか。ここで気をつけたいのは、医師が「自分にとって好ましい治療法を提示してくれたかどうか」を判断の基準にするべきではない、ということです。例えば、医学的に見てA医師は抗がん剤が必要なのに、という患者さんがいるとします。この患者さんに対して、A医師は抗がん剤が必要だと言い、B医師は抗がん剤は不要だと言う。この場合、患者さん自身が抗がん剤治療を望まないからB医師を選ぶ、というのは正しい選択とは思えません。医師には、患者さんの好みや希望を聞いた上で、「医学的には抗がん剤が必要ですが、あなたがこれだけのリスクを覚悟の上で抗がん剤をやらないというのなら、他の手もありますよ」と、患者さんの納得がいくような説明をする義務があります。それを聞いた上で、抗がん剤を使わないことを選ぶかどうかは、最終的には患者さん本人の選択です。

しかし、さらに一歩進めて、「B医師は手術は乳房温存で良いという意見で、先生は全摘が必要だとおっしゃいますが、その意見の違いはどこからくるのですか」と聞いてみる。そうすれば、A医師は「私は、こういう理由で乳房切除が必要だと思っています」と答えるでしょう。このように、患者さんの側から医師に働きかけ、納得のいく説明を求める努力をすることも必要ですし、医師もそのような患者さんの要求に正面から答えなくてはいけないと思うのです。

● 「余命何か月」は正確か

がんと診断され、「余命はどれぐらいでしょうか」と医師に尋ねる患者さんがいます。また、医師のほうから「あと○か月の命です」と言われ、動揺する患者さんもいます。「余命○か月」というのはどのような意味があるのでしょうか。

がん診療を専門的に行っている病院では、その病院で今まで治療を受けた患者さんの余命（生存期間、死亡までの期間）などのデータがあります。しかし、あくまで平均値、あるいは中央値であり、残された寿命を正確に予測することは、専門家にも不可能だと思います。例えば、ある病院で治療を受けた患者さん100人の再発後、死亡までの期間の中央値は30か月というデータがあるとします。半分の患者さんは、30か月以内に亡くなった、半分の患者さんは、30か月以上生存したというのが事実ですが、なかには再発後、10年、20年と日常生活をお元気に送っている方もおり、余命を一概に断定することはできません。よく「半年前に余命30か月と言われたので、自分に残された時間は、30−6＝24か月」という、極端に緻密な方もいますが、これはほとんど意味をなさないと思います。なかには、「自分が経営する会社の仕事を整理する必要があるので、余命を知りたい」という人がいるのも事実です。しかし、患者さんが求めてもいないのに余命告知をする医師がいるとすれば、それは、その医師の情報提供スキルが未熟だということほかありません。いずれにしても、〈余命○か月という数字はあまり当てにならないので、ショックを受けて落ち込むことのないようにしていただきたいものです。むしろ「余命は自分で決める」ぐらいの心意気が必要な時もあります。

大切なことは、一日、一日、楽しく、充実した毎日を過ごす、ということでしょう。その積み重ねとして、気づいたら10年、20年という歳月が流れていた、ということもあるでしょう。

図4の参考文献
1. 渡辺亨、勝股範之、向井博文、安藤正志、山本昇、濱口哲弥（編）『がん診療レジデントマニュアル』、第3版、医学書院、2003
2. Hortobagyi G: Treatment of breast cancer.New England Journal of Medicine,339:974-984,1998
3. National Comprehensive Cancer Network http://www.nccn.org

安心して抗がん剤治療を受けるための12か条

(渡辺亨オリジナル版ver1.0 ©T&TWAX Co)

抗がん剤治療に関するさまざまな情報が錯綜し、かえって不安に陥ってしまう患者さんも多いようです。毎日の診療で患者さんに説明していて気付いたことは、多くの患者さんが同じような問題で不安を感じているということです。そこで、「安心して抗がん剤治療をうけるための12か条」を作りました。

第1条●病気を理解する
本書で詳しく説明されていることです。乳がんという病気を正しく理解することが、安心の始まりです。

第2条●治療を理解する
抗がん剤などの薬物療法について、本書ほど正確、丁寧で、わかりやすく書かれた書物は他にありません。お友達にもお勧めしてください。

第3条●副作用を理解する
ここまでお読みになった読者は、たぶん、抗がん剤の副作用については正しい知識をおもちのことと思います。

第4条●副作用の対処方法を知る
副作用は我慢するもの、という考え方は間違っています。具体的な対処方法をよく理解しましょう。

第5条●健康食品、代替医療におぼれない
百害あって一利なし、と言っては言い過ぎでしょうか。

第6条●普通の生活を送る
乳がんになったからと言って、抗がん剤治療をしているからと言って、日常生活に禁止事項は何もありません。旅行、仕事、外出、買い物、体調が良ければ何をしても大丈夫です。もちろん、食事の内容も普通でOK。乳製品がいけないとか、肉はいけない、と言う人がいますが、それは、あり得ません。また、がん患者は風邪を引いてはいけない、というのも間違っています。風邪を引くのはしかたがないこと。手洗い、うがいの励行など、普通の注意は必要です。

第7条●何でもがんと結びつけて考えない
腰が痛い、骨転移かしら？　と心配する患者さんに、よく話を聞いてみると前の日に久しぶりでした庭の草むしりが原因、と言うこともあります。すべてががんと関係するわけではありません。

第8条●先々のことを考えない
余命のところにも書きましたが、先々のことは分からないのです。私だって来年の今ごろ、元気で患者さんを診ているかどうかもわかりません。一日、一日を充実して過ごすことが何よりです。

第9条●近い時期に楽しいことを計画する
今週末は何をしますか？　あじさいが咲く頃には鎌倉でも行きましょうか、桜が咲いたら京都に行きましょう。来週は、浜名湖花博に行きます、など。

第10条●良い友達と付き合い、家族を大切にする
やはり、信頼できる友達、支えあう家族が大切です。病気のこと、治療のこと、家族とよくよく相談して、一緒に考えていきましょう。

第11条●仕方ないこと、済んだことにこだわらない
あの時、抗がん剤をやっておけば良かった、もっと早く病院に行けば良かった…、たしかにそうかも知れませんが、済んだことは済んだこと。今できること、これからのことを考えましょう。

第12条●納得するまで聞いてみよう
正しい情報は正しい治療の第一歩です。正確な知識をもつことが安心につながります。分からないことがあったら遠慮しないで、納得いくまで担当医や看護師に尋ねましょう。インフォームド・コンセント、セカンドオピニオンは患者さんの権利です。

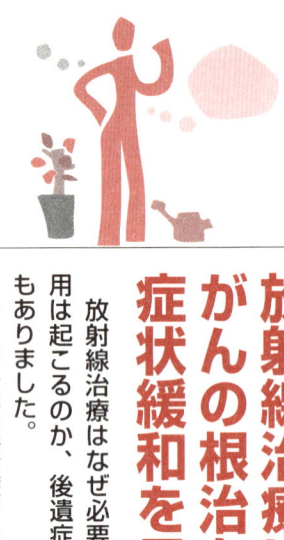

放射線治療にはがんの根治を目標にしたものと症状緩和を目標にしたものとがあります

放射線治療はなぜ必要なのか、なかなか分かりにくいものです。また放射線治療で副作用は起こるのか、後遺症はどうなのかといった情報が得にくいとの患者さんからのご指摘もありました。

そこで放射線治療とはどういう治療で、どういう効果を狙っているのか、期待できる最新の治療法も含めながらご紹介します。

● 放射線治療とはどんな治療でしょうか

放射線治療とは、文字通り「放射線」を使ったがんの治療です。現在、がんの治療に広く用いられている放射線は光子線（X線、ガンマ線）および電子線ですが、陽子線（プロトン）、重粒子線も一部で応用が始まっています。

これらの放射線を照射することにより細胞のDNAが切断されます。DNAのどの部分がどのくらい切断されるかにより、修復可能なものから修復不可能なものまでさまざまな程度の細胞障害が起こります。正常な細胞に比べてがん細胞は放射線による障害を受けやすいので、適当な量の放射線を照射するとがん細胞の当たった範囲内に存在するがん細胞だけを死滅させることができます。

「正常な細胞に比べてがん細胞は放射線とがん細胞の放射線感受性の差は、がんの発生する臓器によって異なります。一般にのど、鼻、口などに発生する「扁平上皮がん」に比べて胃、大腸などに発生する「腺がん」のほうが放射線治療が効きにくいとされています。ただし、同じ臓器から発生したがんであっても、放射線治療の効き

乳がんに対する放射線治療の目的はこうです

乳がんに対する放射線治療は、大きく次の4つに分類することができます。

（1）初回治療の一環として、乳房温存手術後の放射線治療（写真1）

乳房温存手術では、乳腺組織のうち、がんの存在する部分のみを切除します。切除した標本を顕微鏡で観察（病理検査）した結果、切除断端面にがん細胞が見つからず完全に切除されたと思われる症例でも乳腺内再発をきたすことのあることが知られています。乳房温存手術後に放射線治療を行う必要性を調べるために欧米で行われた無作為比較試験では、放射線治療を受けていない群では最大約35％の症例で乳房内再発が見られたのに対し、放射線治療を受けた群の乳房内再発率は最大約10％と、明らかに放射線治療を行った群が勝っていました。

（2）初回治療の一環として、乳房切除手術後の放射線治療（写真2）

がんのしこりの大きさが5cmを超える場合や、4個以上のリンパ節に転移が見つかった場合、乳房切除術を受けた患者さんの20～30％に胸壁再発が起こるとされています。欧米での研究によると、これらの患者さんに対して乳房切除術後に化学療法に加えて胸壁照射を行うと胸壁再発を約3分の1に減らし、その結果生存率が約10％向上すると報告されています。ただし、日本ではこのような乳房切除術後の胸壁照射は、乳房温存手術後の胸壁照射に比べて行われる頻度はずっと低いようです。

（3）初回治療の一環として、手術不能な局所進行乳がんに対する術前治療としての放射線照射

しこりが大き過ぎたり、胸壁に固定していたりして手術が不可能な場合があります。そのような場合は、まず化学療法を行ってしこりを小さくしてから手術を行うのが普通ですが、種々の理由で化学療法が行えない場合や、

化学療法を行ったにもかかわらず十分なしこりの縮小が得られない場合に放射線治療を行うことがあります。

(4) 転移・再発に対する放射線治療

乳がんはさまざまな臓器に転移を起こしますが、骨転移や脳転移には放射線治療が可能です。骨転移に対する放射線治療は疼痛を和らげ、病的骨折を予防します。脳転移に対する放射線治療は麻痺や頭痛、嘔吐などの神経症状を緩和します。これらは通常5回から10回の短期濃縮照射で治療されます。

● 放射線治療はどのように行われるのでしょう

放射線治療は、次の3つのステップから構成されてい

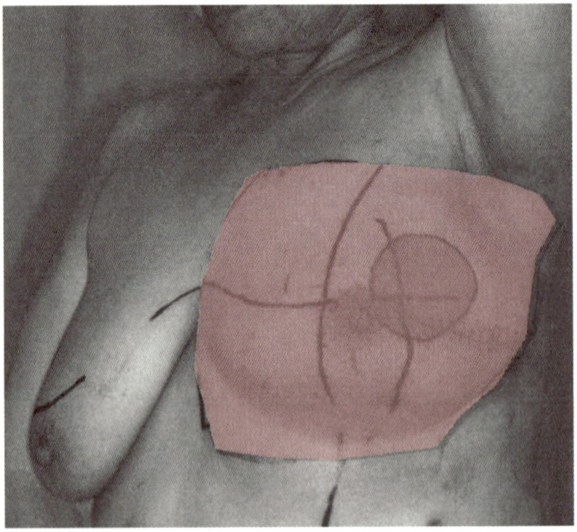

写真1　乳房温存手術後の放射線治療の照射野例
赤色の範囲が全乳房照射野になります。この範囲には1日1回2Gyで合計50Gyが照射されます。円型の濃い赤色の範囲はもともとしこりのあった部位で、1日1回2Gyで合計10Gyの追加照射を行います。

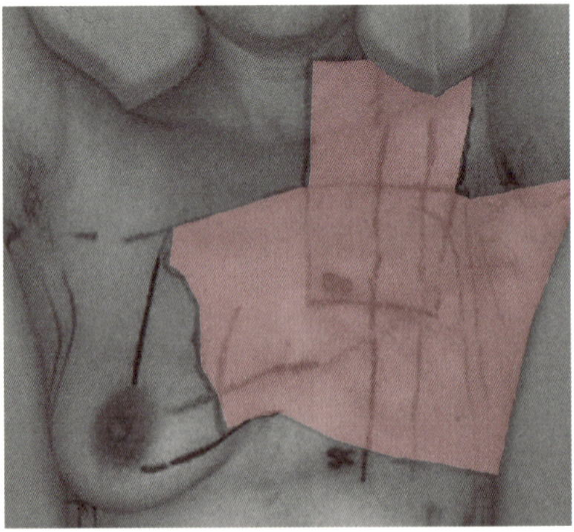

写真2　乳房切除術後の放射線治療の照射野例
赤色の範囲が照射野になります。この範囲には、1日1回2Gyで合計50Gyが照射されます。上半分は前後2門あるいは前1門で、下半分は左右斜めから2門で治療します。

1章 知っておきたい標準治療と最新治療

ます。

[ステップ1] 放射線腫瘍医による診察

手術や画像診断の結果も考慮しつつ、どの部位に、どれだけの量の放射線を、どのような分割で照射するかを決定します。

[ステップ2] 放射線治療計画

X線シミュレーターあるいはCTシミュレーターと呼ばれる装置を使って体表面に照射範囲の印を付けます。標的となる部位に必要十分な線量が照射され、かつ不必要な部位への照射をできるだけ避けるように、放射線のエネルギーや照射範囲の形状を調節します。

[ステップ3] 放射線の照射

通常は、一日に1回治療を行います。回数は短いもので5回、長いものでは30回程度になります。1回の治療に要する時間は5分程度です。放射線を照射されても体には何も感じません。回数を重ねることにより、照射部位に応じた副作用の生じることがあります。放射線腫瘍医が定期的に診察を行い、必要に応じてお薬なども処方します。

● 放射線治療で副作用は出ますか

放射線治療の副作用は、大きく急性障害と晩期障害に分けることができます。

（1）急性障害

照射中から照射終了直後に見られる副作用です。急性障害は照射後時間とともに軽快します。乳がんに対する胸壁照射の場合、主に次のような皮膚の障害が問題となります。

① 紅斑―日焼けの時のように皮膚が赤くなります。
② 乾性落屑（かんせいらくせつ）―皮膚がカサカサして痒くなってきます。
③ 湿性落屑（しっせいらくせつ）―皮膚がジクジクしてきます。水ぶくれのようになる場合もあります。

（2）晩期障害

照射後数か月～数年経ってから起こる副作用です。いったん起こってしまうと治りにくいのが特徴です。放射線治療が適切に計画されていれば重篤な晩期障害の起こる確率は5％以下です。乳がんに対する胸壁照射の場合、主に皮膚や皮下組織、乳腺の障害が問題となります。ま

れに肺、肋骨、心臓の障害を起こすこともあります。いずれも放射線が照射された範囲の中に限られ、放射線の当たっていない部位に障害が起こることはありません。

① **皮膚**
● 皮膚萎縮―皮膚が薄くなり、光沢を帯びたようになります。また発汗も低下し、正常部位よりも皮膚温が上昇します。
● 毛細血管拡張―文字通り皮膚の表面に細い血管が浮き出したようになります。
● 皮膚潰瘍―皮膚に難治性の傷ができます。現在使われている照射技術を用いれば、皮膚潰瘍をきたすことはまずありません。

② **皮下組織・乳腺組織**
● 硬化―照射を受けた部位の皮下組織や乳腺が硬くなり、健常側に見られるようなしなやかさ、ふくよかさが失われることがあります。
● 萎縮―照射を受けた乳腺が時間とともに縮んでしまうことがあります。若年の患者さんほど目立つようです。患者さんが妊娠した場合も照射を受けた側の乳房は大きくならず、乳汁分泌も見られません。

③ **肺**
● 放射線肺炎・肺線維症―照射を受けた肺組織は炎症を起こし、最終的には線維化を起こして機能を失います。しかし乳がんの胸壁照射では、障害を受ける肺の容積は全体の５％程度であり、たとえその部分の機能が失われても日常生活にはまったく支障はありません。咳などの症状を伴う放射線肺炎は全体の１％程度ですが、ごくまれに寛解と再燃を繰り返す難治性の肺炎をきたすことがあります。

④ **肋骨**
● 肋骨骨折―50 Gy（グレイ）＊以上の放射線照射を受けた場合、骨の強度が落ちて骨折を起こす可能性があるとされています。乳がん術後の胸壁照射では肋骨が問題になり、打撲や強度の咳が続いた場合のように外力によって骨折をきたすことがまれにありますが、ほとんどの場合安静のみで治癒します。

＊Gy（グレイ）とは、放射線量の単位のこと。

⑤ **心臓**
● 狭心症・心不全―右側乳がんでは、問題になることはありません。左側乳がんであっても、もともと心臓に病

82

1章 知っておきたい標準治療と最新治療

気のない患者さんではまず問題になることはありませんが、アンソラサイクリン系の薬剤（アドリアシンやファルモルビシン）を大量に使用したり、それに加えてハーセプチン（トラスツズマブ）を使用する場合は注意を要します。

● 乳房温存療法で放射線治療を省略することは可能でしょうか

欧米で確立された乳房温存療法の概念とは、「目で見える腫瘍は取り除くが、乳房を温存するためには少量の顕微鏡的ながん細胞の残存は許容する」「そのかわり、術後に放射線治療を行い、それらの顕微鏡的ながん細胞を根絶する」というものです。

手術と放射線治療の果たす比重は、相対的なものです。通常の倍近くの線量を照射すれば放射線治療単独でも治る場合がありますし、逆に乳腺をすべて切除してしまえば放射線治療の必要はありません。しかし前者では、高度の晩期障害により美容結果はまったく期待できませんし、後者では、そもそも乳房が残りません。実際の乳房温存療法は、この両極端の間に位置するわけですが、手術と放射線治療がそれぞれどの程度の役割を担っているかは施設によって異なるのが現状です。

手術に重きを置く施設では、しこりから十分な余裕を持った広めの切除を行い、切除された組織を顕微鏡で詳細に調べることによって、場合によっては放射線治療を省略する動きもあります。

放射線治療に重きを置く施設では、切除範囲をできるだけ小さくして乳房の変形を最小限にとどめ、全例に放射線治療を行っています。

2000年（平成12年）、わが国全体としては乳房温存手術を受けた患者さんの約70％が放射線治療を受けています。これは言い換えると、わが国の乳房温存療法の30％は放射線治療なしで行われているということです。

放射線治療が省略される理由はさまざまですが、高齢の患者さんやしこりが小さい場合、切除断端にまったくがん細胞が見られない場合などに省略されることが多いようです。

先に述べた臨床試験の結果を「放射線治療を行わないと35％もの患者さんが再発する」ではなく、「65％も

患者さんは放射線治療を行わなくても再発しない」と解釈すれば、このような放射線治療の省略は可能なように思われます。

しかしここで重要なことは、前に述べたような条件を満たす「乳房内再発のリスクが最も少ないと考えられる」患者さんにおいてさえ放射線治療のメリットが証明されているという事実であり、これまでに「乳房温存手術後の照射を安全に省略できる条件」として科学的に証明されたものが存在しないという事実です。

また、欧米で行われた多くの臨床試験の結果を総合分析したところ、乳房温存手術後に放射線治療を行った患者さんでは、放射線治療を省略した患者さんよりも、わずかに生存率が勝る可能性が示唆されています。

このように標準的な乳房温存療法では放射線治療は必須であり、省略にあたっては乳房内再発、およびわずかではありますが乳がん死のリスクが高くなる可能性について、十分なインフォームド・コンセントが必要です。

● 乳房切除術後に放射線治療を受けたほうが良いのはどのような場合でしょうか

乳房切除術後の放射線治療は、乳がん死を減少させるものの心臓に対する毒性のために「全生存率は変わらない」という報告があり、一時下火になっていました。

しかし1997年（平成9年）にカナダおよびデンマークから発表された臨床試験の結果、乳房切除術後の放射線治療により「生存率の向上」が見られ、再び広く行われるようになっています。これらの臨床試験の成績が良好であった理由として、化学療法や内分泌療法が併用されていたこと、および放射線治療技術の発達によって心臓の不必要な被曝が減少したことがあげられています。

乳房切除術後の放射線治療による生存率の向上が見込めるのは、放射線治療を行わない場合、局所（胸壁および所属リンパ節）に再発をきたす確率が20％を超えるような高危険群の患者さんです。具体的にはリンパ節転移が4個以上、またはしこりの大きさが5㎝以上の場合がそれに相当します。

1章 知っておきたい標準治療と最新治療

乳房切除術後の放射線治療により生存率の向上を目指すには、放射線が照射される範囲の外に存在する微小転移巣を制御するために、適切な全身療法（化学療法や内分泌療法）が行われていることが必要です。

● 乳がんに対する最新の放射線治療にはどのようなものがありますか

乳がんに対する最新の放射線治療としては、IMRT（強度変調放射線治療）および温存乳房に対するAPBI（短期濃縮乳腺部分照射）があげられます。これらはいずれも従来の治療よりも高い効果を狙ったものではなく、副作用の軽減や治療期間の短縮を狙ったものです。

(1) IMRT（強度変調放射線治療）

従来の放射線治療では、照射野内の放射線強度は一定です。しかし標的となる乳房や腋窩は複雑な3次元形状をしており、内部の線量分布は必ずしも均一になりません。また、心臓や肺など本来放射線を当てたくない臓器にも放射線が当たってしまいます。IMRTでは、照射野内の放射線強度を複雑に変化させることにより標的内部の線量分布の均一性を増し、心臓や肺などへの線量（被曝量）を減少させます。欧米では、日常診療としてIMRTを行っている施設もありますが、わが国ではまだ実験的治療の段階です。

(2) APBI（短期濃縮乳腺部分照射）

乳房温存手術後の放射線治療は、全乳房照射が基本と考えられてきました。しかし多数例の検討により、乳房内再発の多くはもとのしこりのあった場所の近くにできることが分かってきました。APBIでは全乳房に5〜6週間かけて照射を行うかわりに、もとのしこりの部位に絞って1週間以内の短期間で照射を行います。

照射の方法としては、小線源と呼ばれる放射性同位元素を使った方法や手術中に周囲の組織を遮蔽して、病巣部のみに大線量を照射する方法があります。アメリカを中心に大きな注目を集めており、正しく患者さんを選べば、全乳房照射に比べて遜色ない結果が得られるとされていますが、全乳房照射の省略に対して異議を唱える研究者も少なくありません。APBIもわが国ではまだ行われていません。

第2章 治療に伴うつらい症状対策

治療に伴う諸症状対策が工夫されています
中村清吾（聖路加国際病院外科医長）

乳がんとセクシュアリティ、あなたであることに変わりはありません
溝口全子（久留米大学医学部看護学科）

治療に伴う諸症状対策が工夫されています

乳がんには、手術の他に、抗がん剤やホルモン剤などのお薬が良く効きます。また、放射線治療も有効であるため、乳房温存療法が可能になりました。しかし、それぞれの治療法には、注意しなければならない合併症や副作用もあります。今回のアンケート調査では、73％の方が手術のあと不快な症状を経験したと答えています。特に「手術した胸のあたりの痛み」「肩や腕の動かしにくさ」「胸のあたりに鉄板が入っているような感じ」「こわばり、つっぱり感」「手術部位の腕の感覚異常、感覚が鈍くなる感じ」などが上位にあがりました。最近は、これらを上手に防いだり、軽減したりする対策がいろいろと工夫されており、治療前に担当の医師や看護師さんから良くお話を聞いて十分に理解しておくことが大切です。そうすれば、過度な不安から解放され、安心して治療が受けられると思います。

ここでは、個々の治療に伴って出現するさまざまな副作用や合併症の予防法、対処法について解説します。

● 手術後に注意しなければならないこと

乳がん手術後の合併症として、手術を受けた側の腕にしびれやむくみ（浮腫）の生ずることがあります。この多くは、手術の際に脇（腋）の下のリンパ節を郭清（切除）することに伴うものです。脇の下にあるリンパ節の何個ぐらいに転移しているかで、将来再発する可能性を予測できます。したがって、術後に再発予防の治療をどの程度行うかを決定するために、リンパ節転移の有無は大切な情報で、長い間、標準的な手術として、脇の下のリンパ節郭清が行われてきました。

しかし、脇の下のリンパ節を切除してしまうと、腕の末端から心臓に向かっていくリンパ液の流れを阻害することになり、ときとしてむくみを起こす原因となるのです。また、脇の下のリンパ節は、感染防御の「関所」としての役割を担っているために、たとえ小さな傷からでも

も、ばい菌が入って炎症（熱をもって真っ赤に腫れあがる）を起こすことがまれにあります。この場合は、抗生物質を使いますが、回復には時間がかかり、ときに永続的なむくみが残ることもあります。そこで、土いじりや潮干狩りなどの際は、手袋を必ず付けるとか、過度の日焼けに注意するなどの配慮が、一生涯にわたって必要です。腕を使い過ぎて、むくみを感じた際には、指先から肩の方に向かってリンパの流れを促すように、さすり上げるマッサージを行うと良いでしょう。また、なるべく冷やさず、暖かくして、血行を良くしておく配慮も大切です。アンケートでは、手術した胸のあたりの痛み、肩や腕の動かしにくさ、こわばり・つっぱり感、手術部位や腕の感覚の異常、感覚が鈍くなる感じが上位でしたが、これらの多くは時間的なもので浮腫と同様のリハビリをすればかなり軽減できます（表1）。むくみが慢性化してしまった場合などには、空気圧を利用して自動的にさすり上げる器械もあります。

最近では、センチネルリンパ節生検という方法（34ページ参照）が普及しつつあり、リンパ節転移のない場合は不要な郭清をしなくて済むようになってきています。

表1 リンパ浮腫の予防と治療

腕を高い位置に上げる	夜寝る時は、枕やクッションなどで患部側の腕を心臓より高くする。
マッサージ	心臓の方向へ軽くさするようにする。まず脇の下を心臓へ向けてマッサージし、順次末端のマッサージに移る。腕だけでなく体全体に行う。特に入浴後が効果的。
腕を軽く動かす	手を上げてブラブラと振るなど、無理のない範囲で。振り回し過ぎは逆効果。水圧のかかる入浴中やプールで行うのもお勧め。
弾性スリーブや包帯を腕に巻く	いったんリンパ液を抜き、その状態を維持するのに用いる。
太らない	脂肪がリンパ管を圧迫して、リンパ液の流れを悪くする。
感染症を防ぐ	切り傷・ひっかき傷・虫さされなどの外傷で化膿させないよう注意。
スキンケア	・きつい下着や衣類を避ける。 ・注射や採血は患部ではないほうの腕で。 ・熱い風呂やシャワーは避ける。 ・水虫・タコ・ウオノメに注意。
腕を酷使しない	長時間重いものをもったり、翌日にまで腕に疲れが残る運動は避ける。

術後のリハビリテーション（図1、95ページ）も、大胸筋という胸の筋肉を切除しリンパ節郭清を行う場合には、かなり熱心に行わなければ術後上肢の運動機能に支障をきたすことがありましたが、郭清を伴わない乳房温存手術であれば、術後4、5日目には、ほとんど術前と変わらずに動かすことができます。

● 抗がん剤投与時に出やすい副作用とその対策

抗がん剤投与時における主な副作用として、嘔気・嘔吐、脱毛、体の抵抗力を支える白血球減少に伴うさまざまな感染症があります。嘔気・嘔吐に関しては、吐き気を抑える薬物療法が大きく進歩しており、かなり予防できるようになってきました。ただし、副作用の強さや出現頻度は個々の抗がん剤によって異なるので、化学療法の種類によって、お薬の種類や量を使い分けています（表2）。

（1）吐き気（嘔吐）を抑えるために

嘔吐は、抗がん剤の投与直後から3日以内の急性期に

表2 抗がん剤別主な副作用

名称（商品名）	特　徴	主な副作用
シクロフォスファミド（エンドキサン）	がん細胞のDNAを壊す。	白血球減少、出血性膀胱炎、脱毛、吐き気や嘔吐など。
塩酸ドキソルビシン（アドリアシン）	がん細胞の増殖を抑える。	副作用が比較的強い。白血球減少、脱毛、吐き気や嘔吐、心筋障害など。
エピルビシン（ファルモルビシン）	塩酸ドキソルビシンと同じ作用をもつ。	塩酸ドキソルビシンに似ているがやや軽度。
メトトレキサート（メソトレキセートなど）	がん細胞が作られる過程を阻害する。	肝障害、腎障害、口内炎など。白血球減少は比較的少ない。
5-FU系（フルツロン、ゼローダ、UFTなど）	がん細胞が作られる過程を阻害する。体内で有効成分5-FUに代謝される。	下痢、吐き気や嘔吐、白血球減少、肝障害、皮膚の色素沈着など。
タキサン系（タキソール、タキソテール）	がん細胞の細胞分裂を抑制する。	白血球減少、ショック、末梢神経障害など。

2章　治療に伴うつらい症状対策

起こる急性（薬剤起因性）嘔吐、それ以降も持続あるいは数日経てから起こる遅延性嘔吐、点滴のことを考えただけで起こるような予測（心因）性嘔吐の3つに大きく分けられます。そこで、抗がん剤投与から何時間後、あるいは何日後に嘔吐が起こったかが、お薬を選択する上で重要な手がかりとなります。通常、抗がん剤の点滴をする前に、吐き気止めの薬が入った点滴や飲み薬が投与され、また2、3日分の飲み薬を服用することで、急性期の嘔吐は予防することが可能です。4日目以降に起こる遅延性嘔吐に対しては、ステロイドホルモンが有効です。点滴初回の嘔吐が上手に抑えられれば、予測性嘔吐も防ぐことができるでしょう。

点滴の最中は、好きな音楽を聴いたり、読書をしたりすることで、リラックスするように心掛けましょう。気の合う患者さんを見つけて、生活の知恵を分け合うことなども役に立つでしょう。引き起こされる症状には個人差があるので、お薬の量もさじ加減が必要な場合があります。どのような症状がいつ頃から起こったか、遠慮なく主治医や看護師、あるいは薬剤師に相談することが大切です。また、吐き気止めのお薬を使うことによって便

秘が起こるとか、間接的に痔が悪化するといったことが、まれに起こります。こうした二次的に起こる症状も、自分の中に抱えず、悪化させないうちに治療することが肝要です。

（2）脱毛対策はじっくりと

脱毛に関しては、完全に予防できるような特効薬は、残念ながらいまだ存在しません。ただ、かつらや帽子、あるいは上手にお化粧することで、容姿を保つことはできます。かつらの品質も大変良くなっており、抗がん剤投与後すぐに起こることはなく、2～3週間の余裕がありますから、その間にじっくり対策を立てましょう。先人の知恵を積み重ねて、患者会の方々が、さまざまなサポートプログラムを提供しています。ぜひ、そのような情報も利用されると良いでしょう。お化粧を楽しむような心の余裕をもつことも大切です。

（3）白血球減少症は日常生活に注意

白血球という体の抵抗力を担う血液の成分が減ることによって起こるさまざまな症状があります。これは、通常抗がん剤の点滴後、1週間目から始まり、5～7日間

91

続きます。例えば、普段から虫歯や歯槽膿漏があると、急にうずいて痛んだり、38度以上の高い熱を出すことがあります。そこで、抗がん剤の治療予定が決まったら、虫歯などは、速やかに応急処置をしておくと良いでしょう。すぐの治療が難しい場合は、症状が出た場合に備えて、抗生物質を予備で処方してもらっておくと安心です。

また、鮮度の落ちた生ものを食べると食あたりを起こす可能性も高くなります。したがって、なるべく火の通ったものを摂るようにしましょう。さらに、風邪がなかなか治らず、ときに肺炎を併発するなどの危険もあります。

そこで、特に人の多くいる場所に外出する場合は、マスクを着用したり、帰宅時にはうがいを励行してください。

基本的には、白血球が下がっていても、38度5分以上の発熱を伴わなければ、大きな危険はありません。したがって、何ら症状がなければ、普段通りの生活を営むことが可能です。万一、症状を伴った場合でも、まず抗生物質の服用で対応し、それでもだめな場合は、短期間に白血球数を引きあげる薬（注射）を使います。点滴の種類や量によっては、まれに赤血球という成分が減って貧血になったり、血を固まらせる作用を持つ血小板という成分が減ることもあります。これらは、主治医が点滴前にチェックするので、状況に応じて出される指示に従ってください。

この時期には、口の中の粘膜が荒れて、ひりひりする痛みが生じたり、味覚が麻痺したりすることがあります。粘膜の細胞も髪の毛を養っている細胞と同様に活発に増えるので、がん細胞と同様に抗がん剤の影響を受けやすいのです。これに対しては、炎症を抑えるうがい薬などがありますので、主治医に相談すると良いでしょう。

現在は、外来通院で抗がん剤の治療を受けられる病院が増えつつありますが、万一に備えて、どう対応すべきかを主治医や看護師さんから事前に良く聞いておくことが大切です。ご家族がいらっしゃる場合は、諸注意に関して一緒に聞いておいてもらうと安心です。

●ホルモン療法による副作用

乳がんのホルモン療法を受けている患者さんの中で、のぼせとかほてり、発汗、頭重感といった更年期障害の

ような症状を訴えられる方は少なくありません（**表3**）。これは女性ホルモンである「エストロゲン」の働きが抑えられ、閉経期と同じようなホルモン環境になるためです。この場合、通常の更年期障害の治療はできませんので、根本的に解消する方法はないのですが、数週間～数か月ホルモン療法を続けると、多くの患者さんは女性ホルモンの足りない状態に体が順応して、更年期障害のような症状も和らぎます。もし副作用が強く、治療を続けることが困難であれば、治療法を変更することもできますので主治医に伝えてください。

また、「ホルモン療法（タモキシフェン・商品名ノルバデックス）を受けると子宮体がんになる確率が高くなると聞くのですが」と心配され、ホルモン療法を受けるのをためらわれる患者さんもいます。ノルバデックスに子宮の内膜を厚くする作用があるので、ポリープないしはがんの火種がある人

表3　ホルモン療法剤と主な副作用

種類（商品名）	特　徴	主な副作用
抗エストロゲン剤： タモキシフェンなど （ノルバデックスなど）	・エストロゲンとがん細胞にあるエストロゲン受容体（ER）との結合を妨げることでがん細胞を抑制する。 ・乳がん術後療法として最も広く用いられている。 ・閉経前の人よりは、閉経後の人で高い効果が得られる。	吐き気、無月経
LH-RHアゴニスト製剤 （ゾラデックス、 リュープリンなど）	・卵巣で作られるエストロゲンの分泌を低下させ、がん細胞を抑制する。 ・卵巣機能が働いている閉経前の人に適応される。	低エストロゲン症状（熱感、めまい、肩こり、頭重感など）など
アロマターゼ阻害剤 （アリミデックス、 アロマシン、アフェマなど）	・閉経後、副腎などで作られるホルモンをもとに脂肪組織で作られるエストロゲンの合成を阻害する。 ・卵巣が機能しなくなった閉経後の人に適応される。	吐き気・嘔吐・食欲不振、腹痛、疲労感、めまいなど
プロゲステロン製剤 （ヒスロン、プロゲストン、 プロベラなど）	・DNA合成抑制、下垂体・副腎・性腺系への抑制作用および抗エストロゲン作用などによりがん細胞を抑制する。 ・他のホルモン剤が無効のときに用いる。	体重増加、浮腫（むくみ）、血栓症など

は、一般の方よりは子宮体がんの発生率がやや高くなります。例えば、ノルバデックスを服用した人で子宮体がんになるのは、10年間で見ると、ノルバデックスを服用していない一般の方は1000人中3～4人に対し、服用すると1000人中10人前後となり、子宮体がんにかかるリスクが2～3倍に増えたという米国のデータもあります。しかし一方、ノルバデックスは乳がんの再発を10年で45％減らすことができます。一般にリンパ節転移のある患者さんの10年後の再発率は約30％、1000人中300人ほどですから、これを45％減らすということは、135人もの患者さんが再発を免れることになるのです。

検診で発見される子宮体がんは手術で治る早期のものが多いのですが、再発となると治すことが困難になります。そこで、ノルバデックスを服用している方には、年に一度子宮がん検診をお勧めしています。他には、まれに視力の低下が起こったり、味覚異常（味が分からない）になったりすることもあります。いずれの場合も気になる症状があれば、主治医に相談されると良いでしょう。

一方、ノルバデックスの場合、骨粗鬆症の引き金となる骨塩量の減少はなく、コレステロール値は下がるので、冠動脈や心臓の病気のリスクが少し下がるという利点もあります。閉経後乳がんの方に用いるアロマターゼ阻害剤はノルバデックスに比べ子宮に対する影響は少ないと言われていますが、長期投与による骨粗鬆症の懸念もあり、その効果的な対策も含めた検証のための臨床試験が行われています。

● 放射線治療を受ける際の留意点

乳房温存手術後に、がんを取り除いた乳房に対して放射線治療が行われます。放射線照射は、一般に副作用が強いというイメージがあるようですが、手術や化学療法に比べて副作用の少ない治療法です。基本的には、放射線を照射している部分にしか副作用は現れず、放射線治療を止めれば、多くは1～2か月で元に戻ります。

以前は、放射線治療で肺炎や心筋梗塞が誘発されることがありましたが、最近では放射線照射の技術が進歩し、照射する範囲を正確に定めることができるようになったため、その危険性は非常に低くなりました。なお、抗がん剤との併用で副作用は強くなると言われていますが、

ホルモン療法と併用しても影響はないことがわかっています。

放射線照射は外来で受けることができます。通常は6〜7週間、月曜から金曜日までほぼ毎日行われますが、1回の治療時間は前処置を含め10分程度なので、仕事をしながら治療を受けることも十分可能です。

図1　術後のリハビリテーション

1

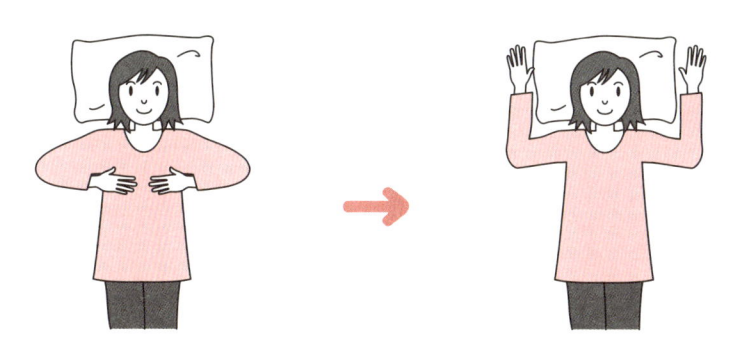

①あお向けに寝てできるだけ肘を広げ、胸に手のひらを当てる。

②肘は動かさないで手のひらを上に向けて、後ろのふとんに付けるようにする。

2

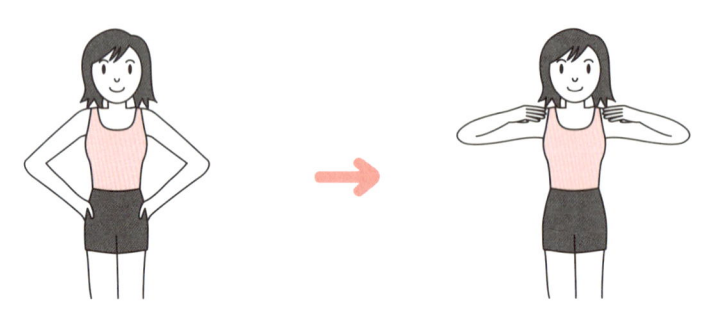

①立ったまま背中をまっすぐに伸ばし、腰に手を置く。

②次にその手を肩に置き換える。

3

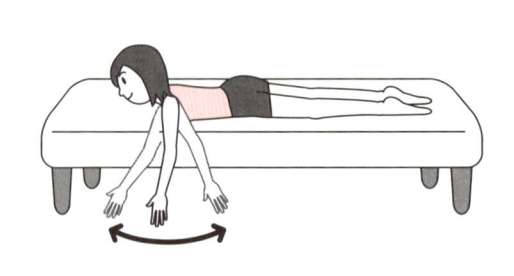

①ベッドの端から手術した側の腕をたらし、腹ばいのままで振り子運動をする。

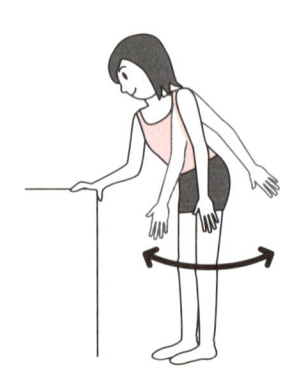

②起きて腰をかがめて行うと効果的。

2章　治療に伴うつらい症状対策

4

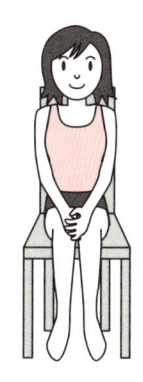

①椅子に腰掛けて両手を伸ばし、前で組み合わせる。

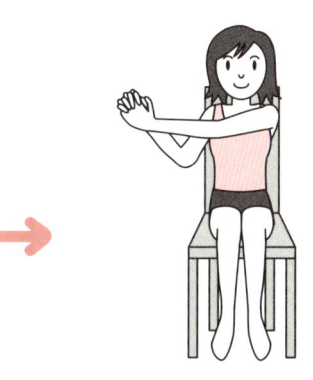

②体は動かさないで、手術をしていない腕のほうへ、手術側の腕を引くようにする。

5

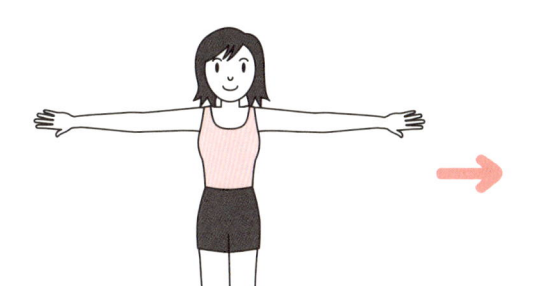

①立ったまま両手を肩の高さまで水平に広げる。

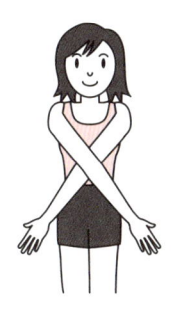

②その手をできるだけ中によせて交差させる。

6

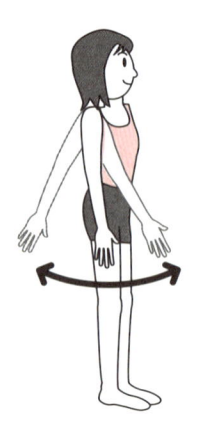

まっすぐに立ち、肘を曲げないように注意しながら腕を前後に動かす。慣れてきたら、重りをもって行うと効果的です。

7

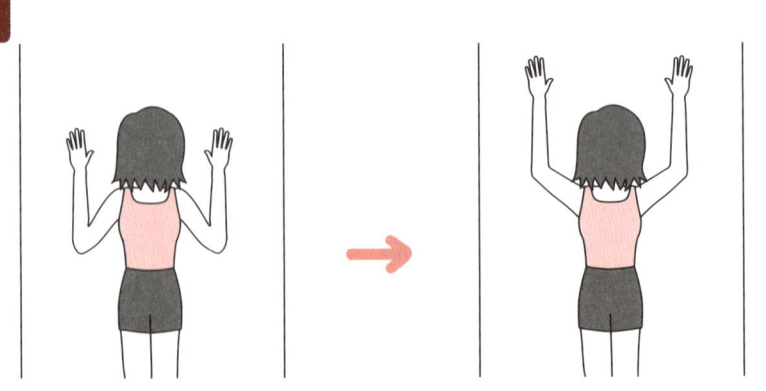

①壁に向かって立ち、両手を肩の高さに置く。

②壁にそってゆっくりと指先を動かし、両手をできるだけ上まで伸ばす。

2章　治療に伴うつらい症状対策

8

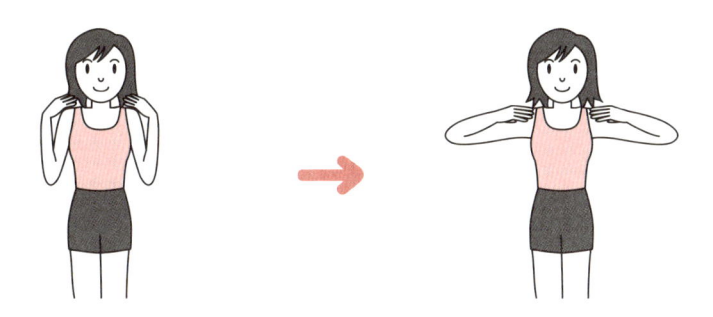

①立ったまま背中を伸ばし、肩に手を置く。

②そのまま、肘を横に開く。

9

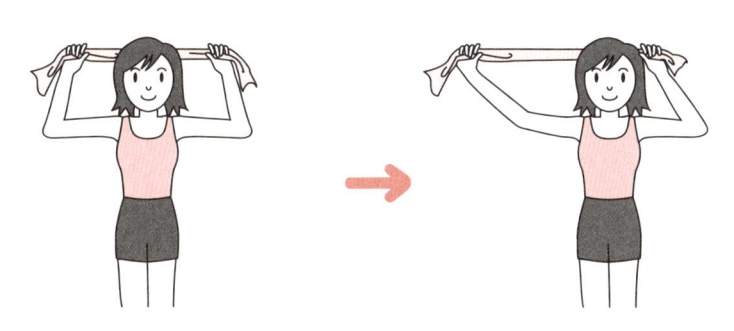

①立ったまま背中を伸ばし、頭の後ろでタオルの両端を持つ。

②そのまま左右に動かし、片方の肘を伸ばす。

10

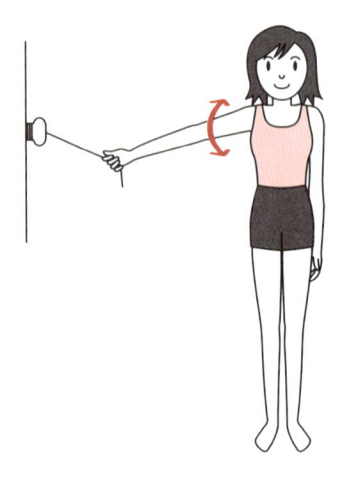

まっすぐに立ち、ドアの取っ手などに結んだひもの端をもつ。肘、手首を曲げないで肩を回転させる。
初めは小さく、次第に大きい輪を描く。左回り、右回りをともに行う。

＊リハビリテーションは、必ず医師の許可が出てから行ってください。

2章　治療に伴うつらい症状対策

アンケートから

Q. **手術の後、日常生活に差し障るような痛みや不快な症状はありましたか** （n=186）

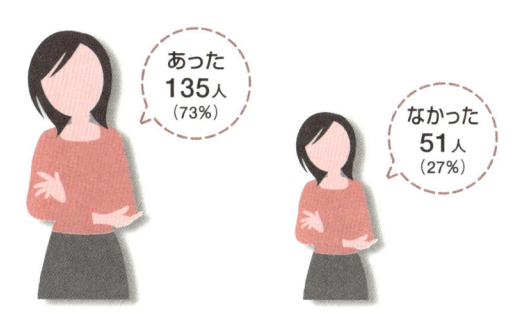

あった **135人** (73%)

なかった **51人** (27%)

Q. **手術後、どのような不快な症状がありましたか** （n=135、複数回答）

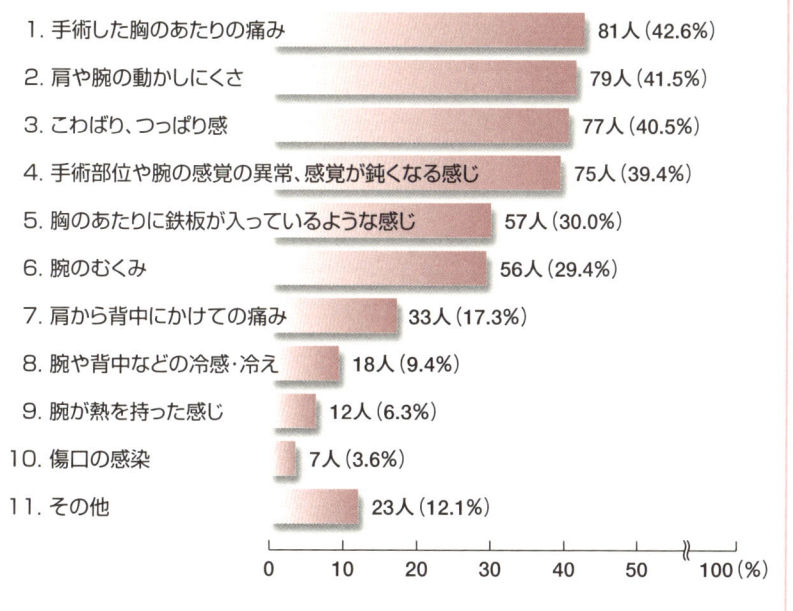

1. 手術した胸のあたりの痛み　　　　　　　　　81人 (42.6%)
2. 肩や腕の動かしにくさ　　　　　　　　　　　79人 (41.5%)
3. こわばり、つっぱり感　　　　　　　　　　　77人 (40.5%)
4. 手術部位や腕の感覚の異常、感覚が鈍くなる感じ　75人 (39.4%)
5. 胸のあたりに鉄板が入っているような感じ　　　57人 (30.0%)
6. 腕のむくみ　　　　　　　　　　　　　　　　56人 (29.4%)
7. 肩から背中にかけての痛み　　　　　　　　　33人 (17.3%)
8. 腕や背中などの冷感・冷え　　　　　　　　　18人 (9.4%)
9. 腕が熱を持った感じ　　　　　　　　　　　　12人 (6.3%)
10. 傷口の感染　　　　　　　　　　　　　　　　7人 (3.6%)
11. その他　　　　　　　　　　　　　　　　　　23人 (12.1%)

0　10　20　30　40　50　100 (%)

不快な症状が続いた期間は3年未満の人が73％でした。また術後のリハビリについて87％の人は知っており、実際に82％の人がリハビリを行い、64％の人は効果があったと回答。

アンケートから

Q. 治療（化学療法、ホルモン療法、放射線療法など）を通して、どのような症状に困りましたか （n＝190、複数回答）

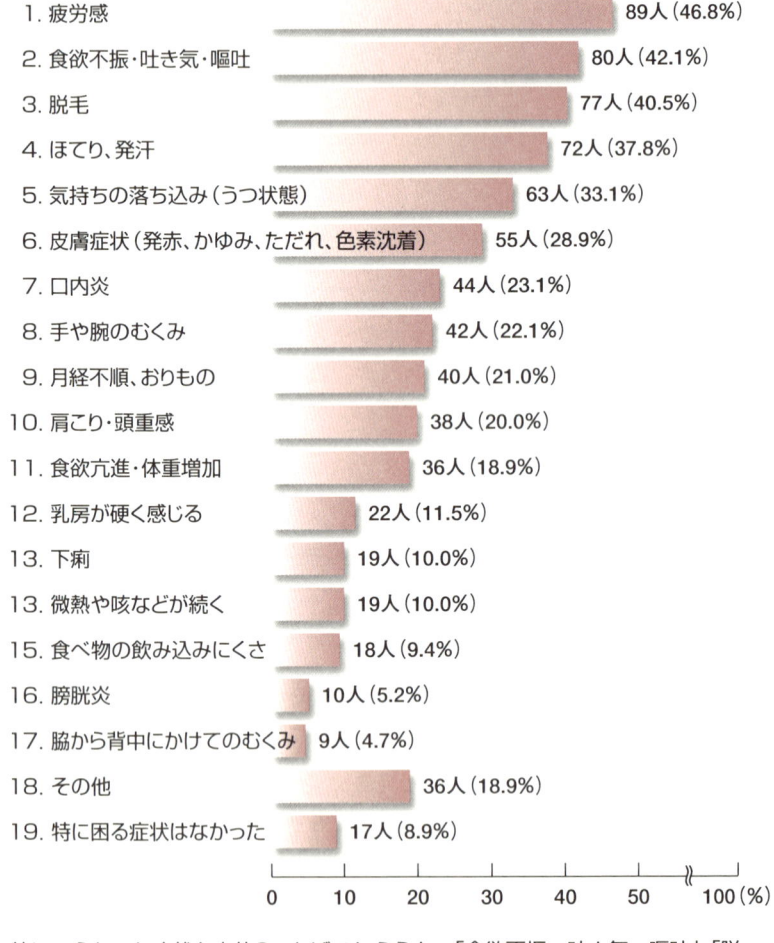

順位	症状	人数（％）
1	疲労感	89人（46.8％）
2	食欲不振・吐き気・嘔吐	80人（42.1％）
3	脱毛	77人（40.5％）
4	ほてり、発汗	72人（37.8％）
5	気持ちの落ち込み（うつ状態）	63人（33.1％）
6	皮膚症状（発赤、かゆみ、ただれ、色素沈着）	55人（28.9％）
7	口内炎	44人（23.1％）
8	手や腕のむくみ	42人（22.1％）
9	月経不順、おりもの	40人（21.0％）
10	肩こり・頭重感	38人（20.0％）
11	食欲亢進・体重増加	36人（18.9％）
12	乳房が硬く感じる	22人（11.5％）
13	下痢	19人（10.0％）
13	微熱や咳などが続く	19人（10.0％）
15	食べ物の飲み込みにくさ	18人（9.4％）
16	膀胱炎	10人（5.2％）
17	脇から背中にかけてのむくみ	9人（4.7％）
18	その他	36人（18.9％）
19	特に困る症状はなかった	17人（8.9％）

特につらかった症状を上位3つあげてもらうと、「食欲不振・吐き気・嘔吐」「脱毛」「疲労感」「気持ちの落ち込み（うつ状態）」「ほてり、発汗」の順でした。冬の寒さより夏のクーラーの冷えがつらい、との意見も。症状への対処法を尋ねると、「医師に相談した」が87人（56％）、「自分で工夫した」44人（29％）、「何もしなかった」23人（15％）との回答でした。

「日常生活を楽しむ工夫」

　三井記念病院の患者だったことから「ミツイリボンクラブ（MRC）」を作り、代表を務めている山本千佳子さんは、病院内にライブラリー設置や乳がん自己診断のポスター制作、そして「リラックスの会」開催など積極的に活動しています。「情報提供のみならず安心して治療を受けられる環境づくり、癒しのサポート、女性らしく美しい生活の提案をしたい」との思いから患者さんも含め一般の方向けに開かれる「リラックスの会」では、患者サポートグッズの紹介を始め、メイクの講習（エスティローダーグループが協力）、リフレクソロジー（足裏健康法）などが無料で実施されました。

　会で紹介されていた日常生活を快適にするためのサポートグッズの種類は、大変豊富です。切除部位に合うパット、リンパ浮腫防止用の弾性スリーブ、温泉に入る時に付ける胸のカバー、脱毛時に頭部をカバーするキャップやバンダナなど、自分に合ったものを見つけて、毎日を楽しんでみてはいかがでしょうか。

　以下、グッズを入手できる連絡先をいくつかご紹介します。

●**ミツイリボンクラブ（MRC）**
山本千佳子さんへの連絡先　TEL.070-5875-5451　e-mail:chika-ya@a6.shes.net

[イーワイファクトリー]
＊術前・術後を通して状況に応じて楽しめる綿100％の3ウェイタウンキャップや新陳代謝の促進や心身のリラクセーションを提供
○タウンキャップ、リフレクソロジー　連絡先：FAX.03-3878-1327［堀内］

[ユコー株式会社]
＊豊かな品揃えで。自社ブランド以外にドイツ製品も輸入・提供（全国の病院を訪問しています）
○パット（マンマ）、ブラジャー、キャミソール、ボディスーツ、弾性スリーブ、水着、保温帯、カツラ、ホームキャップ
連絡先：〒116-0013　東京都荒川区西日暮里5-6-10大橋ビル2階　本社営業サービス部お客様サービス室
TEL.03-5811-8051　FAX.03-5811-8055［相原］　URL:http://www.yukor.co.jp/

[株式会社ブライトアイズ]
＊温泉に入るときのバスタイムカバーは画期的なグッズ
○バスタイムカバー、パット（3層構造）、ブラジャー（ツーピースタイプ、シャツタイプ）、水着、ガードキャップセット
連絡先：〒386-0012　長野県上田市中央2-13-11　TEL.0268-26-6789　FAX.0268-26-6791
（東京office：〒178-0061東京都練馬区大泉学園町6-14-17　TEL.03-5933-3601
FAX.03-5933-3602［加藤］）　URL:http://www.be-japan.com

[ナック商会株式会社]
＊腕の太さにあわせてアームスリーブ、ミトン、手袋が購入できる
○弾性スリーブ
連絡先：〒550-0003　大阪府大阪市西区京町堀2-2-11立誠社ビル
TEL.06-6448-7581　FAX.06-6448-7583［坂口］

[株式会社ワコール]
＊心地良い安定感のある製品を丁寧にアドバイス
○ブラジャー、パット、ランジェリー、ブラキャミソール、ブラスリップ、ボディスーツ、水着
連絡先：〒111-8540　東京都台東区柳橋1-23-6　TEL.03-3865-6474　FAX.03-3865-6476
［浅草橋ビル・リマンマ事業課：田村］　URL:http://www.wacoal.co.jp/products/remamma/

[株式会社KEA工房]
＊温存の方には個人個人に合わせた手作りパットを作成、専任のフィッティングアドバイザーが相談に対応
○ブレストフォーム、ブラジャー、ランジェリー
連絡先：〒107-0062　東京都港区南青山3-5-1O&K南青山ビル3階
TEL.03-5775-1172　FAX.03-5775-1174［澤井］　URL:http://www.kea-kobo.com/

乳がんとセクシュアリティ、あなたであることに変わりはありません

乳がんは、乳房という「性」と関連深い部位の疾患であり、セクシュアリティの問題は避けては通れません。「セクシュアリティ」と一言で示しても、その言葉からイメージされることは"セックス""ボディ・イメージ""パートナーとの関係性"など実にさまざまです。乳がん手術後の身体的、心理社会的な問題を踏まえながら、セクシュアリティについて考えてみましょう。

● 一人で悩みがち？

「乳がん」という生命に関わる大きな病気を体験したのですから、手術後、身体的にも心理社会的にも不安に感じることは当然だと思います。また、患者さんのほとんどが女性であることも考えますと、男性優位の社会において「乳がんとともに生きる女性」には二重規範が生じていることも否めないでしょう。事実、既婚者であれば、「(こんな体になって)夫に申し訳ない」、「夫が浮気をしても仕方がない」とか、未婚者であれば「もう結婚はできない」など、パートナーに対し負い目を感じている患者さんも少なくありません。また、「パートナーの心が知りたいけど怖い」、「聞けない」など一人で悩んでしまいがちです。

しかし、あなたのパートナーの本当の気持ちはそうでしょうか。多くは、自分の身体的魅力の過小評価や性のことを口にするためらいから生じる気持ちではないでしょうか。

● 身体的問題はあるのでしょうか

一般に性機能そのものに対する問題は、ほとんどあり

104

ません。しかし、多くの女性にとって乳房と乳首は性的快感を得る部位であり、乳房の愛撫による快感を妨げることがあります。乳房組織、腋窩リンパ節組織の切除などの手術後は、患側の腕の力と動きの制限が考えられます。そのため、体位によってはパートナーの体重による圧迫や患側の腕の圧迫など不快に感じることもあります。また抗がん剤治療では、一時的あるいは永続的に卵巣にダメージを与え、ホルモン（エストロゲン、プロゲステロン）の産生を抑制し、また抗ホルモン治療でもエストロゲンの低下があり、早発閉経の症状が現れます。例えば、膣の乾燥感などがあり、性交時に痛みを伴うことがあります。しかし、ホルモン（エストロゲン、プロゲステロン）の変化が起きていても性的欲求には関係しません。治療中は身体的影響のため性的欲求は低下するかもしれませんが、気分が回復してくると戻ってきます。月経周期が乱れても妊娠の可能性はありますので、妊娠を望まない場合は、常に避妊が必要になります。

● 心理社会的問題はどういうものがあるのでしょうか

乳房は、女性の性的アイデンティティの根源を成しています。第二次性徴で胸の膨らみが始まり、少女から大人へと成長していく過程で、女性は自分の身体の中でも特に胸─乳房に対する思いはさまざまです。女性が乳房を失うことについて思いめぐらす時、どれほど深い不安を抱くかは想像に難しくありません。身体的（機能的）な面というより、心理社会的な問題が多くを占めます。自分自身の中でも女性としての喪失感を感じたり、ボディ・イメージの変化が起こったりします。またパートナーが自分を受け入れ、性的に好ましいと思ってくれるのかとても不安になります。手術によって変わった部分にのみ関心が向きがちで、どうしてもパートナーと距離を置いてしまうかもしれませんが、あなた自身は何も変わっていません。あなたの素敵な部分はそのままを見つめてください。

● 体験者から──術後のセクシュアリティ調査を通して

乳がん患者149人を対象とした「乳がん手術後のセクシュアリティ」に関するアンケート調査があります（2002年9月実施・声を聴き合う患者達＆ネットワークVOL・Net）。

その一部を紹介しましょう。

（1）乳房の手術をしたことによる、女性としての喪失感

女性としての喪失感を「強く感じた」方は43名（28・9％）、「少し感じた」方は47名（31・5％）で、6割の方が女性としての喪失感を感じていました〔図1〕。

「仕方がない"と思っていたけれど、現実はそうではなかった」、「女性としての自信がなくなった」などアイデンティティの揺らぎ、「非常にせつなく感じた」、「傷ついた胸がかわいそう」という自分の体への愛おしさを感じていました。

（2）手術による、パートナーとの関係への影響

特定のパートナーがいた方128名中、パートナーとの関係に「影響があると思う」方は、63名（51・2％）、「影響はないと思う」方50名（40・3％）でした〔図2〕。

パートナーとの関係の変化には、「少し優しくなった」、「よく話を聞いてくれるようになった」、「手術したほうの胸は触れなくなった」などパートナーの変化、「自分に対しての自信がなくなった」、「パートナーと対等でなくなったように感じた」、「夫に対する信頼が増した」など自分自身の変化、「お互いの絆が深まった」、「お互い相手を思いやるようになった」、「セックスが希薄になった」など双方の変化がありました。

（3）人生観や価値観、恋愛観の変化

人生観や価値観、恋愛観が「変わったと思う」方は111名（75・0％）、「変わらないと思う」方は26名（17・6％）でした〔図3〕。年代別では20歳代、30歳代、40歳代と若い方のほうが大きく変化していました。「今を大切にするようになった」、「恋愛も結婚もとても臆病になった」、「"先の予定"という観念が少し変化した」など実に多くの声がありました。

図1、図2、図3で示したグラフの結果だけでなく、数値で表現されていない自由記載の内容は本当に考えさ

2章 治療に伴うつらい症状対策

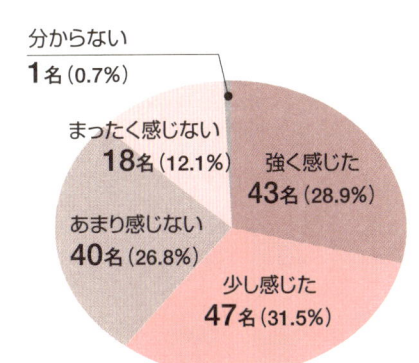

図1　乳房の手術をしたことによる女性としての喪失感 （n=149）
- 強く感じた　43名（28.9%）
- 少し感じた　47名（31.5%）
- あまり感じない　40名（26.8%）
- まったく感じない　18名（12.1%）
- 分からない　1名（0.7%）

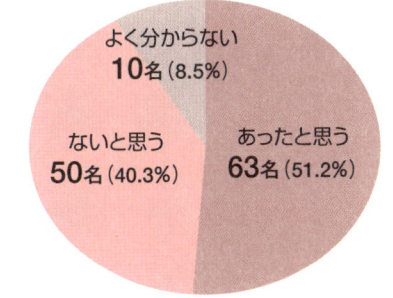

図2　手術によるパートナーとの関係への影響 （n=123）
- あったと思う　63名（51.2%）
- ないと思う　50名（40.3%）
- よく分からない　10名（8.5%）

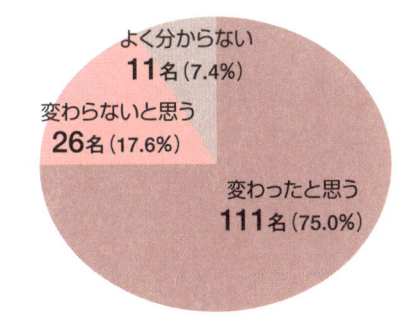

図3　人生観や価値観あるいは恋愛観の変化 （n=148）
- 変わったと思う　111名（75.0%）
- 変わらないと思う　26名（17.6%）
- よく分からない　11名（7.4%）

声を聴き合う患者達＆ネットワークVol-Net
「乳がん手術後のセクシュアリティ-Voice of Life（命の声）」より

せられます。「セクシュアリティ」についてのアンケートですが、質問紙にはこの言葉は出てきません。しかし、アンケートの自由記載 ─Voice Of Life─（命の声）には、ひとり一人の体験と思いが溢れていて、今いろいろな思いの中にいるあなたのこころに届くものだと思います。

「セクシュアリティ」に対して、ひとり一人のこだわりも違いますが、同じように自分自身の中で何かを見出そうと悩んでいます。パートナーに手を差し伸べていそうす。乳房喪失からくるボディ・イメージの変化、女性としての喪失感、性の意識の変化、肉体の機能的な問題、パートナーとの関係、母性のこと、心の問題などは、私も含め乳がん体験者が「今、生きる」こと、QOL（生命・生活の質）におおいに関わってくることだと改めて感じます。大事なことは「自分にとって幸せな性のかたち」を見つけていくことだと思います。

● 自分たちの「幸せな性」を見つけましょう

手術前のセックスのあり方にこだわらないで、前戯のやり方を変えてみたり、時間をかけてみたり、といったことも必要です。また潤滑ゼリーを使うなどいろいろな方法を試してみるのも良いでしょう。また、体位によってはパートナーの体重による圧迫や患側の腕の圧迫など不快感がありますので、クッションなどを利用すると良いでしょう。

「セックス＝性交」だけではありません。抱き合う、寄り添うというかたちの触れ合いを求める気持ちも強くあります。生命に関わる病気体験をし、しかも自分自身も自分の体に対する眼差しが変わって不安な中にいます。「何も言わず、ただ抱きしめて欲しい」という気持ちも大きいものです。まずはそこから始めてみて、少しずつ体をリラックスさせていくのも良いと思います。初めはパートナーもどのように接して良いかわからず距離を取ってしまう、ということがあります。しかし、お互いがどう思っているか、どうして欲しいか、言葉でコミュニケーションを図ることから始めてください。愛は表現しないと分かりませんし、気持ちも伝わりません。前向きに、そして勇気をもって自分の気持ちを伝えましょう。

「セクシュアリティ」については、「正解」はないと思います。自分たちが納得のいく「幸せな性」をパートナーと二人で見つけてください。

患者さんのセクシュアリティに関しては、今まで医療の分野でもタブー視されてきた問題です。それだけに日本では情報もまだ多くありません。ご参考として、次の2つの本を紹介します。自分なりの答えが見出せることを願っています。

〈紹介〉

1. アメリカがん協会（編）、高橋都、針間克己（訳）『がん患者の〈幸せな性〉─あなたとパートナーのために─』春秋社、東京、2002

2. 声を聴き合う患者達＆ネットワークVOL-Net（溝口全子編）『乳がん手術後のセクシュアリティ─Voice of Life〈命の声〉』東京、2003（問合せ：e-mail：info@vol-net.jp）

108

第3章 知りたい情報を入手するコツ

治験や新薬について知ることで治療の可能性が広がります
齋藤裕子（静岡県立静岡がんセンター臨床試験管理室）

治療に迷った時、どうしますか
宮内　充（乳がん医療情報コンサルタント　ブレストサービス社代表）

乳がん治療の医療費はいくらかかるでしょうか
寺井昭仁（ファイナンシャルプランナー）

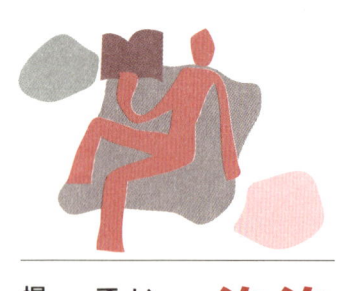

治験や新薬について知ることで治療の可能性が広がります

最近、「治験」あるいは「臨床試験」という言葉を耳にします。実際にがん治療を受けている患者さんにとって、治験や新しい薬に関する情報はとても重要ですが、なかなか入手できないのが現状のようです。

そこで、治験とはどういうことを言い、どこから情報が得られるのか、また参加したい場合の手立てなどについてご紹介します。

● 治験とは

まず初めに「治験」あるいは「臨床試験」について簡単にご説明いたします。

新しいお薬の候補が見つかった時、そのお薬の効果や安全性を調べるために、まずは実験室で試験管を使った実験や動物実験等を行います。これを非臨床試験と言います。この時点で、そのお薬の候補の効果や安全性について十分に確認しますが、動物で効果が見られたり、安全性に問題がないと判断されたりしても、ヒトに対しても同様の結果が得られるかどうかは分かりません。そのため、動物実験のあとには必ず、実際にヒトに用いた時にお薬としての役割を果たすのかどうかを確認しなければなりません。この、ヒトに対して用いた時に本当にそのお薬に効果があるのかどうか、安全性に問題がないかどうかを健康な人や患者さんにご協力いただいて調べる試験を「臨床試験」と言います。その中でも、厚生労働省によって承認され、市販されるようになる前の薬や医療機器に関する臨床試験を「治験」と言います。

試験と聞くと人体実験を連想し、「モルモットにされてしまうのではないか」と心配される方もいらっしゃるかもしれません。しかし、治験を行う上では、製薬企業

3章 知りたい情報を入手するコツ

や治験を実施する医療機関、医師らが守らなければならない基準が法律（「医薬品の臨床試験の実施の基準に関する省令」（*1）で定められており、現在行われている治験はすべてこの基準に則って実施されています。例えば、治験を実施する際には、その治験が倫理的・科学的に問題ないかどうかについて事前に審査（*2）を受けた上で実施されることや、患者さんにその治験について分かりやすく十分なご説明をし、正しく理解していただいた上で、自由意思により参加していただかなければならないことなどが定められています。

ですから、この法律に基づいてきちんとした手順を踏んで実施される治験に参加することは、単に薬の開発にボランティアとして参加する、という社会貢献をするだけではなく、現在市販されている薬よりも、より優れていること（例えば、より高い治療効果を期待できる、あるいは治療効果は同じくらいでも、より副作用が少ないなど）が期待される薬を、より早く使うことができるというメリットが得られる場合もあるのです。

*1　医薬品の臨床試験の実施の基準に関する省令：通称GCP（Good Clinical Practice の略）と呼ばれ、医薬品の臨床試験（医薬品の製造・輸入承認の申請の際に提出すべき資料の収集のために行われる治験および市販後臨床試験等）を科学的、倫理的に行うために治験に携わる者（依頼者である製薬企業や実際に患者に対して臨床試験を行う医師、薬剤師、医療機関等）が守るべきルールとして定められています。スモン、サリドマイド、ソリブジン、HIV問題、治験費用をめぐる問題に対する反省からもたれた「医薬品安全性確保対策検討会」の報告や、日米EU三極による医薬品規制調和国際会議（ICH）におけるGCPの合意を受けて、1997年に法制化されました。

*2　治験審査委員会（IRB：Institutional Review Board）と呼ばれる委員会で、GCP第32条により、「審査の対象とされる治験が倫理的および科学的に妥当であるかどうかその他当該治験が実施医療機関において行うのに適当であるかどうか」などについて審査を行うべきことが定められています。この委員会には、医学・歯学・薬学その他医療または臨床試験に関する専門的知識を有する者以外のメンバー（例えば弁護士・法律の専門家、患者代表、教育者など）や、治験を実施する医療機関と利害関係を有しない者（つまり医療機関の職員以外の者）が含まれるべきことなどがGCPで規定されています。

● 治験のステップ、新治療が確立するまでの流れ

新しいお薬の候補が見つかり、動物実験などで安全性が確認されたあとに、健康な人や患者さんを対象に治験が行われることは先にお話ししたとおりですが、この治験を経て新薬が承認され、一般の人々が使えるようになるまでにはいくつかの段階を経なければなりません。

治験の第一段階では、お薬が体の中でどのような動きをするかを調べたり（薬物動態学的試験）あるいは「臨床薬理試験」と言い、薬物の吸収・分布・代謝・排泄について調べます）、安全性を調べたりします。これを「第Ⅰ相（そう）試験」と言います（臨床薬理試験と呼ばれる場合もあります）。通常、第Ⅰ相試験は健康な成人ボランティアの協力を得て行われますが、抗がん剤の場合には、がんの患者さんを対象に行われます。

第Ⅰ相試験で安全性が確認されますと、次に比較的少数の患者さんに参加していただいて効果と安全性を調べます。これを「第Ⅱ相試験」と言います。

さらに、より多くの患者さんに参加していただいて、現在行われている薬剤（治療法）に比べてより優れているかどうか、あるいは長期間使用した場合の安全性はどうか、などを調べる試験を行います。これを通常、「第Ⅲ相試験」と言います。

なお、抗がん剤以外のお薬の場合は、第Ⅲ相試験まで行って初めて承認申請することができますが、抗がん剤の場合には、第Ⅱ相試験までの結果で承認申請することが可能となっています。

● 治験に参加するにはどうしたら良いのでしょうか

抗がん剤以外の薬剤の治験については、さまざまなホームページで紹介され、募集が行われています。インターネットの検索エンジンを利用して、"治験"、"被験者募集"などのキーワードを入れますと、その時々で募集中の治験を紹介しているサイトを検索することが可能です。また最近では、新聞や雑誌、テレビ、ラジオ、ポスターなどで参加者が募集されることもあります。

しかし一般薬と違って抗がん剤の治験については、あ

3章 知りたい情報を入手するコツ

まり大々的に宣伝されていないのが実情です。抗がん剤は一般にその他の薬剤と比べ、予想される副作用の出現頻度が高く、また予期されないような副作用が発現する可能性もあるため、治験をより安全に行うために、限られた専門病院等で慎重に実施されるからです。ですから、乳がんの治療薬の治験についての情報を一般の方々が入手されるのは、他の薬の場合よりも困難であると言えます。

では、乳がんの治験に参加したいと思った場合には、どうしたら良いのでしょうか。

まずは、あなたが乳がんの治療を受けている病院で担当の先生に聞いてみてください。もし、がんの専門病院で治療を受けていらっしゃらない場合には、セカンドオピニオン（*3）として、がんの専門病院にかかりますと、そこで治験に関する情報を入手することができる場合もあるでしょう。がんの専門病院に関する情報は、本書の128ページをご覧ください。

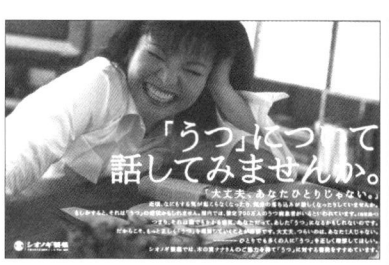

*3 セカンドオピニオン：第3章「治療に迷った時、どうしますか」124ページ参照

最近は、新聞や雑誌、ポスターなどで治験参加者が募集されることもある。（シオノギ製薬提供）

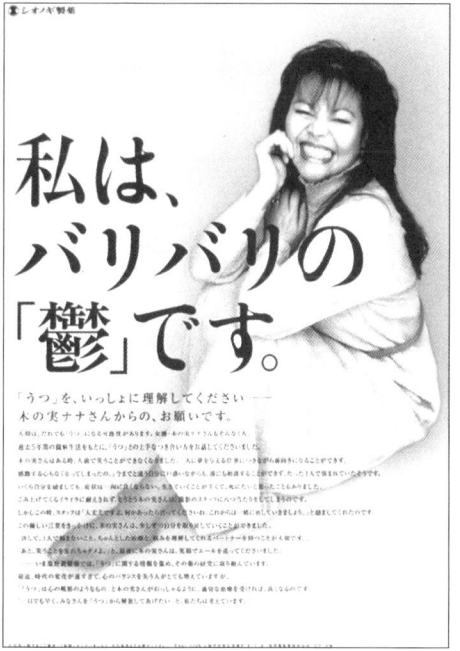

● 治験はどのように実施されているのでしょうか

次に、治験が実際にどのように行われているかお話ししましょう。

まず、患者さんが病院にいらっしゃると、医師はその患者さんに最適な治療法が何であるかを考えます。そして、もしその患者さんに参加していただけそうな治験を実施している場合には、その治験に参加していただくための条件を満たしているかどうかを考えます。治験を実施する際には、その治療を安全に実施し、かつ、必要なデータをきちんと収集して、その薬剤の安全性や有効性に関する評価を適正に行うことができるよう、治験ごとに参加条件が定められているのです。これを満たす可能性があると判断された場合、医師は患者さんに治療選択肢の一つとして、その時点で標準的に行われている治療 (*4) と同時に、その治験についてもご説明をすることになります。

治験についての説明は口頭だけではなく、文書でも行われます。すなわち、治験ごとにその治験の目的や内容について詳しく説明をした小冊子（説明文書）が用意されており、患者さんにはその小冊子が提供されます。ですから、もしあなたが治験について医師から説明され、参加を求められたとしても、その場ですぐに治験に参加するかどうかを決める必要はなく、手渡された説明文書をもち帰って良くお読みになり、十分に理解された上で、また、ご家族や友人など親しい方々にご相談になられた上で、治験に参加するかどうかを決めれば良いのです。

治験の内容を十分に理解し納得された上で治験への参加に同意された場合には、続いて治験に参加するための条件をすべて満たすかどうかを調べるためにいくつかの検査（スクリーニング検査と呼ばれます）を受けることになります。この検査を経て、参加条件をすべて満たすことが確認されますと、初めて治験薬の投与を受けることが可能となります。

治験薬の投与が開始されますと、医師らは安全性を十分に確認しながら、慎重に治験を進めます。安全性や有効性を確認するために行う検査や診察については、治験実施計画書 (*5) に詳しく記載されており、医師らはこれに則って検査や診察を行うことになるのです。です

3章 知りたい情報を入手するコツ

から治験に参加されると、通常の治療を受ける場合よりも、よりきめ細やかな診療が行われることになります。

通常、治験参加期間中は、治験薬はその治療を行っている製薬会社から無償で提供され、さらに、治験薬と同じ効果を有する薬剤や、検査（血液検査や尿検査）・画像診断（CTやMRI）等の費用も製薬会社から支払われることになりますので、医療費は通常より安くなる場合が多くなります。また、治験に参加すると、検査や診察などのために通常より通院回数が多くなることがありますが、それによりかかる交通費などの負担を軽減する目的で「被験者負担軽減金」が支払われることがあります。「被験者負担軽減金」の額は、病院によって、あるいは参加する治験によって異なりますが、標準的には、1通院当たり7千円が支払われることが多いようです（2004年4月現在）。

ただし、治験参加期間中も、基本診療料や入院料、その他の薬剤費、手術・処置費などは通常通り保険診療における一部負担金をあなた自身がお支払いされることになります。また、差額ベッド代についてもあなた自身のご負担となります。

*4 病院で行われる治療はさまざまな証拠に基づいて行われます。医師が「目の前にいる患者さんにとって最善の医療は何か？」を考える際には、自分の恣意によるのではなく、それまでに実施された臨床試験の結果など、数々の証拠に基づいて考えることが大切です。これをEBM（Evidence-Based Medicine：証拠に基づく医療）と言います。現在標準的に行われている治療は、数々の証拠に基づいて良いと判断された治療を標準的治療として確立して、より効果や安全性の高い治療法を標準的治療として確立していくためには、臨床試験が必要なのです。

*5 治験実施計画書：その試験を行う意義や背景、目的、対象、方法、安全性や有効性を評価するための検査スケジュール、その試験を行う組織、倫理的事項などについて詳しく記述した文書で「プロトコール」とも呼ばれます。

● 治験に参加する場合にはどのようなことに注意したら良いのでしょうか

(1) 納得のいくまで説明を受けましょう

治験に参加される際には、納得のいくまでしっかりと説明をお受けになることが大切です。例えば、「この治験は何を目的として行っているのでしょうか？　この治験に参加するとどのような治療を受けるこ

とになるのでしょうか？ 治療効果はどのくらい期待されるのでしょうか？ あるいは、治験に参加することで期待される利益は何でしょうか？ どのような副作用（薬物有害反応）が予想されるのでしょうか？ また、治験に参加することで何か不利益は生じるのでしょうか？ 治験に参加しない場合にはどのような治療が受けられるのでしょうか？ 治験に参加する場合としない場合とで、診察・検査のスケジュールや費用はどのように違うのでしょうか？ そもそもこの治験にはどのような意義があるのでしょうか？」

 以上のような内容を担当医師や臨床試験のコーディネータ（*6）から十分にお聞きになり、しっかりと理解された上で治験に参加されるかどうかを決めてください。治験に参加されるかどうかはあなたの自由です。参加されなくても、何ら不利益を被ることなく、その時点であなたにとって最善と思われる治療を受けることができます。これはあなたの権利として法律（GCP）でも保障されていることなのです。ですから、「いつもお世話になっている先生（医師）に治験への参加を依頼されたから何となく断りにくい」と感じられることがあるかもしれませんが、けっして無理に治験に参加される必要はないのです。十分に理解し、納得された上で治験に参加されることが大切です。

● 治験参加に伴い予想される不利益について

 本章の冒頭でお話ししましたように、治験に参加されると、現在市販されている薬よりも、より優れているお薬をより早く使うことができるというメリットが得られることも少なくありませんが、良いことばかりとは限りません。

 例えば、必ずしも治験薬が従来の薬に比べて優れているとは言えません。特に抗がん剤の第I相試験では、少ない用量からお薬を使い始めて安全性を確認しながら、段階的に量を増やしていくのが一般的となっていますので、場合によってはあまり治療効果の期待できない量のお薬しか使えない場合もあるのです。また、動物実験などでは予想していなかった重い副作用が出てしまう可能性もないとは言えません。治験に参加するかどうかを検討する際には、これらのことも良く考えてから決めましょう。

 なお、治験は一度同意されてもいつでも中止すること

3章 知りたい情報を入手するコツ

が可能です。もし「やはり治験への参加は取りやめたい」と思われた場合には、遠慮せずにそのことを医師に伝えましょう。あなた自身のご希望を聞きながら、その時点であなたにとって最善と思われる治療を考えていくことになるでしょう。

(2) 医師からの指示を守りましょう。また、治験期間中はお薬の使用状況や体調について正しく医師に伝えましょう

治験に参加することに同意され、治験薬を使用されることになった場合には、医師の指示通りに治療や検査を受けることが大切です。もし治験薬を誤って服用したり、逆に飲み忘れたりした場合には、そのことを隠さずに医師に報告することが大切です。また、治験薬を服用して具合が悪くなった場合には、我慢をせずにすぐに病院に連絡することが大切です。

これらのことは、あなた自身の健康を守るために大切なことであり、また、きちんとしたデータを収集し、将来の患者さんに役立てるという意味でもとても重要なことです。

---

*6 臨床試験（治験）コーディネータ（Clinical Research Coordinator・CRC）：臨床試験を実施する医療機関において臨床試験に専門的に従事するスタッフで、試験にご参加いただく患者さんの人権と安全への配慮を第一優先としながら、倫理的・科学的な臨床試験が適正かつ円滑に遂行されるようさまざまな役割・業務を担います。主な業務内容は、患者さん・ご家族への臨床試験に関する補足説明やご相談に対する助言・対応、治療や検査などのスケジュール管理、データの収集や症例報告書作成の補助、有害事象（副作用）の有無や内容・重症度の観察など安全性のモニタリング、各部署のスタッフへの連絡・調整、試験依頼者（製薬企業）との調整など多岐にわたります。

● 治験に参加した結果はどのように生かされるのでしょうか

承認申請のために必要な治験が終了すると、製薬会社はそれまでに得られたデータをまとめ、厚生労働省に承認申請を行います。それを受けて、「独立行政法人 医薬品医療機器総合機構」（*7）では、薬効ごとに審査チーム（消化器等チーム、循環器等チームなど）を組み、製薬会社が提出した書類を元に審査を行います。この審査を経て薬剤が承認されると、薬価が付けられ市販される

117

ようになり、広く患者さんに使用されるようになります。こうして、あなたが参加した治験の結果が、社会に還元されることになるのです。

承認審査プロセスの詳しい内容は、
http://www.nihs.go.jp/pmdec/fig3.htm および
http://www.nihs.go.jp/pmdec/4.htm をご参照ください。

なお、製薬企業が行う治験ではなく、医師らの研究グループが市販後に行う臨床試験の場合には、その結果は学会で発表されたり、論文で報告されたりして、より有用性の高い標準治療の確立に役立てられます。

＊7　2004年（平成16年）3月31日までは、「医薬品医療機器審査センター」で審査が行われていましたが、平成16年4月1日をもって「医薬品副作用被害救済・研究振興調査機構（医薬品機構）および「（財）医療機器審査センター」と統合し、「独立行政法人　医薬品医療機器総合機構」に移行しました。

● 現在、乳がんに対する治験はどのようなものが行われているのでしょうか？

2004年4月現在、乳がんに対する治療薬の治験には、閉経後の進行・再発乳がん患者さんを対象としたアロマターゼ（エストロゲン合成酵素）阻害剤（レトロゾール）、既承認薬の適応拡大のために実施されている「S-1（テガフール・ギメラシル・オテラシルカリウム配合剤）」、「パクリタキセル注」の新用法・用量である毎週投与法の治験などがあります。

新薬は次々と開発され、治験には期限がありますので、実施状況についてはその時々でご確認ください。先ほどご説明しましたように、がんに対する治験の情報は得られにくいのが現状ですが、日本製薬工業協会（製薬協）のホームページから治験の実施状況が検索できるようになっています。また、抗がん剤以外の治験も含めて、治験に関する情報が入手できるホームページを最後にご紹介いたします（表1）。

3章　知りたい情報を入手するコツ

表1　治験に関する情報入手先

・厚生労働省	http://www.mhlw.go.jp/

「治験」ホームページ（下記）により、一般向けの治験に関する情報が提供されています。http://www.mhlw.go.jp/topics/bukyoku/isei/chiken/index.html

・独立行政法人　医薬品医療機器総合機構	http://www.pmda.go.jp/

医薬品承認審査のプロセスなどが紹介されています。

・日本製薬工業協会	http://www.jpma.or.jp/

日本製薬工業協会（製薬協）は、新薬の開発を行う製薬会社が加盟している任意団体で、会員各社が製薬企業に共通する問題について社会の理解を得つつ、その解決をはかり、医薬品産業の健全な発展をめざすことを目的としています。2003年（平成15年）8月現在、外資系企業を含む79社が会員となっています。製薬協では、開発中の新薬および治験実施に関する情報を提供しており、以下のURLより、「乳癌」「乳がん」などを入力しますと、乳がんに関する治験の実施状況を検索することが可能です。
http://www.okusuri.org/chikeninfo/html/chiken.htm

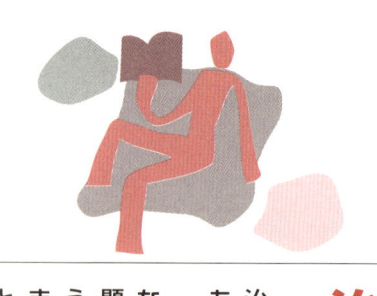

治療に迷った時、どうしますか

乳がんの告知後、手術と術後の薬による全身治療（補助療法）、また数年後の再発とその治療…など、乳がんの患者さんが治療をお受けになるタイミングは、何回か訪れることがあります。

「この手術をします」とか「この薬を使いましょう」と言われた時、主治医との間に良好な信頼関係があり、あなたが納得すれば、そのような主治医からの一方的な提案でも、問題なく受け入れられることでしょう。しかしすべての患者さんと主治医との間で、このような"あうん"の呼吸で、必要な情報が伝達されすべての理解と同意がなされるとは限りません。そこで、ここでは治療の選択に迷った時にどういう方法があるか、お話ししたいと思います。

● 納得して選ぶことが大前提

現代の医療の大原則は、「インフォームド・コンセント」。つまり十分な説明に基づき、患者さんが納得して治療法を選ぶことが何よりも大切とされています。さらに、病状によっては主治医から提案される治療法は一つとは限らず、複数の治療法を提案されることもよくあります。「この薬とあの薬、さらにこういう組み合わせ方もあります。副作用はそれぞれ脱毛したり気持ち悪くなったり吐いたりします。副作用は予測可能なのであらかじめ十分な対処をして臨みますが、ときに予期せぬ事態が起こることもあります。この何種類かの治療法があなたに望ましいと思われますが、さてどの治療を受けますか」と言われれば…、患者さんはそれから「悩む」ことが始まります。場合によっては主治医から十分な情報を得られず、情報不足のまま悩む患者さんもおられます。

今回のアンケート調査によれば、治療の選択に迷ったり悩んだりしたことのある乳がん患者さんは全体の70％

3章　知りたい情報を入手するコツ

●大切なことは正確な情報収集

近くにもなります。提案された治療の効果はあるのかどうか、その効果の程度や副作用がはっきりしないからとか、提案された治療が自分にとって本当に正しい方法かどうかを知りたいという患者さんはとても多いのです。

このように治療に悩んだり迷ったりしたら、患者さんはどのように解決をすれば良いのでしょうか。

何よりも大切なことは、正確な情報収集です。

有用な情報源としてはまず、医師、つまり主治医（担当医）があげられるでしょうが、これについては後ほど詳しくご説明いたしますので、少し別の話から始めましょう。

医師以外に乳がん治療に関する情報源になり得るものは、活字媒体です。現在は、患者さん向けの本や雑誌なども多く、活字の情報源はかなり充実しています。また最近ではインターネットのホームページからも多くの治療に関する情報が得られます。代表的なサイトをお教えしましょう。

◇国立がんセンター
http://www.ncc.go.jp/jp/
患者さんや一般向けのがん情報ページです。とても良く書かれていて勉強になります。

◇キャンサーネットジャパン
http://www.cancernet.jp/
米国国立衛生研究所の一般向けサイトの和訳を中心として、がんに関する診断から治療、精神的ケアまで、すべてにわたるがん情報サイトです。

◇乳がん情報ネット
http://www.csp.or.jp/network/
一般の方から患者さんまで、多くの女性の不安や疑問にお応えするために、乳がんの専門医たちによって書かれた情報サイトです

その他患者さんたちが提供するサイトにも治療法選択に関する情報は満載です。

◇乳がんホームページ
http://park2.wakwak.com/~hana/

◇まゆりんの乳がん騒動記
http://www003.upp.so-net.ne.jp/mayurin/

◇乳ガンNets/JINJIN
http://village.infoweb.ne.jp/~fwin3852/

◇乳ガンRing
http://atsumarukai.ld.infoseek.livedoor.net/bcring/

またこれらのページでは多くの乳がん情報サイトへリンクを貼ってありますので、そちらからも検索は可能です。

さて、このようなメディアを利用した情報源の次に、治療に迷った患者さんたちのお手伝いができる情報源は何でしょうか。それは、患者さんご自身、つまり仲間の患者さんたちです。例えば手術をお受けになったばかりの患者さんは、おそらくわずか1か月でも先に手術を受けた先輩患者さんたちから聞かされる体験談は、とても参考になるはずです。外来の待合室で長時間お待ちになっている患者さん同士が、とても有意義な情報のやりとりをしていることにお気付きになるでしょう。

「私はリンパ節転移が多くて、先生からは抗がん剤の治療を強く勧められたの。でも抗がん剤で免疫力が低下することをとても心配して、受ける前は不安だったけれど、半年間の抗がん剤治療中に熱が出たり体がだるくなったりすることが一度もなくて、全然どうということもなかったわ。当時むやみに心配して損しちゃった」。

などという会話は、待合室のどこかしらで必ず聞かれます。医師や看護師など医療従事者の言葉とは異なり、体験者の発言は、やはり説得力のある情報になります。乳がんの患者さんが、常に外来の待合室や自分の身の周りにいるとは限りませんので、そういう方たちのためには全国の患者さんの会や、それらの都道府県支部会会などがお役に立てるでしょう。代表的な乳がん患者さんの会を表1にご紹介します。

● 頼るべきは医師からの情報

さて、このようにご自分で勉強して得た知識や他の患者さんの体験談などが、治療法選択のために役立つことはお分かりいただけたと思いますが、やはり患者さんにとって最も頼りになるのは、医師からの情報です。その中でも特にご自分の主治医、担当医は、最も好ましい情報源に違いありません。

3章 知りたい情報を入手するコツ

しかし患者さんからは、「主治医はいつも忙しそうなので聞きたくても聞けない」「こちらから聞くとすぐ怒るので怖くて聞けない」など、主治医への相談に関しては残念な印象しかお持ちでない方も多いのです。主治医とのより良い信頼関係を作ることがインフォームド・コンセントの大前提。主治医との上手なお付き合いが、満足できる治療をお受けになることにつながります。

では、忙しい（忙しそうにしている？）主治医に相談をしたい時には、どのようなコツがあるのでしょう。

① 主治医に聞きたいことはメモに書いておく。
② 一度にいくつも質問しないで「今日は一つだけ教えてください」など、小出しに尋ねる。
③ 外来で忙しそうな時には質問しない。
④ 次回の診察の時にお聞きしたいなど、あらかじめ質問があることを伝えておく。
⑤ 外来診察時間に相談時間を取ってもらえない時には別の日に相談のための時間を作ってもらう。
⑥ それでも相談に応じてくれない時には、主治医とその上司（科長や病院長）に同じ内容で、治療選択に迷っていて相談したいので時間を作って欲しいという内容

表1 全国乳がん患者の会一覧

あけぼの会 http://www.akebono-net.org/	代表：ワット隆子 〒153-0043　東京都目黒区東山3-1-4-701 TEL 03-3792-1204
ソレイユ http://www-user.interq.or.jp/soreiyu/	代表：中村道子 〒154-0023　東京都世田谷区若林5-34-8　板倉方 TEL 03-5787-2322
イデアフォー http://ideafour.org/	〒112-0011　東京都文京区千石4-46-14　青山ビル301 TEL 03-3944-8198
虹の会 http://www5e.biglobe.ne.jp/~niji-kai/index.htm	代表：田中伸子 〒530-0044　大阪市北区東天満2-2-15　第六新興ビル405号 TEL 06-6353-2510
声を聞きあう患者達＆ネットワークVOL-Net http://vol-net.jp/	代表：曽我千春 TEL 070-5080-6516
金つなぎの会 http://www.e-net.or.jp/user/yokunaru/index.html	代表：広野光子 〒518-0414　愛知県名張市富貴ヶ丘1-135 TEL 0595-63-7674
リンパの会 http://www.h3.dion.ne.jp/~nagare/	代表：神保キサエ 〒160-0004　東京都新宿区四谷4-24中島第一ビル101 TEL 03-3355-5657

の文章を送ること。その際、自分の主治医に全幅の信頼を置いて引き続き治療をお願いしたいことを必ず添えるようにする。

など、工夫しながらアプローチしてみることも大切でしょう。

● セカンドオピニオンでより安心を得る

さてそのように、主治医を心から信頼し、主治医も良く説明をしてくれる、しかし、どうも治療法に不安があり、提案されたいくつかの選択肢の中から、いったいどれを受ければいいのかを決めかねている。そんな時には、あなたはどのように解決すれば良いでしょうか。そうです、「セカンドオピニオン」という主治医以外の医師から意見を聞く方法が残されています。

勘違いなさらないように、まずこれだけは言っておきます。セカンドオピニオンはけっして今の主治医を見限って、病院や治療施設を換えるための手段ではありません。ましてや主治医の悪口を言ったり、より相性の良い主治医に鞍替えするための突破口でもありません。現在

お受けになっている治療や、主治医の提案してくれた治療の選択肢をもとに、主治医以外の医師に意見を求め、現在の治療や今後の治療を、安心してかつ確実にお受けになるための情報提供を受けることです。

じつは現在お受けになっている治療や主治医から提案された今後の治療は、ほとんどの場合、セカンドオピニオンの医師の意見とさほど食い違うことはありません。少し考え方を変えたり、検査を追加したりして、ほんの少々の軌道修正をするだけで、標準的な確実な治療法になることが大部分です。したがって、情報不足からの不安や治療上の疑問点は、ほんの少し患者さんの背中を押してあげるだけで見事に解決され、患者さんは自信をもっていきいきと治療を受けられるようになります。患者さんは客観的かつ正確にご自分の病状を把握し、ご自分の希望を十分に考慮して、科学的な治療根拠の基に、信頼の置ける医療従事者に背中を押してもらうことで、安心して治療が受けられるのです。セカンドオピニオンを求めることは、そのための有益な手段の一つです。

さて、そのようなセカンドオピニオンは、どこでどの

3章 知りたい情報を入手するコツ

ようにすれば受けられるのか、全国のリスト（表2）をご覧ください。医療相談の窓口のかたちで相談を受けてくれるところも一緒に掲載します。

また、セカンドオピニオンを上手に受けるためのコツは、

① 主治医から治療経過などを書いた紹介状や写真などの資料をもらう。
② 予約の必要や、費用、時間などを確認する。
③ 相談したい内容は要点をまとめてメモ書きしていく。
④ 相談を受けるセカンドドクターのところで引き続き治療を受けることを希望しない。

などです。

少し詳しく説明しておきましょう。

① 主治医からの資料提供は、多くの施設でセカンドオピニオン外来受診の必須条件にしています。現在の病状や治療方針を客観的に把握するためには必要な情報ですが、実はこの「資料提供」を受けることが、現在の日本でセカンドオピニオンの普及を妨げている一番の問題点なのです。

主治医に「セカンドオピニオンの資料が欲しい」と申し出たとたんに、自分の治療方針が気に入らないのかと、不愉快になる主治医がじつは圧倒的に多いからです。そのときにも、必ず「先生に全幅の信頼を置いており、引き続き見ていただきたいが、自分がより安心して先生の治療を受けていきたいので、その確認のために先生の意見も参考にしたいから」と言ってみてください。先にも申しましたが、セカンドオピニオンは現在の主治医を見限って別の医師を探すことではありません。必ず主治医の所に戻って、確実な治療を受けるための安心情報を収集する手段であることを、主治医の先生にも分かってもらう必要がありますね。それでも理解してもらえない主治医であれば、紹介状や資料をそろえてもらうことは特に必要ないでしょう。乳がん専門医であれば、患者さんと少し話をすれば、現在の病状と治療がどのようであるかを十分聞き出せますし、また患者さんの理解の程度も確認できます。患者さんご自身の治療に対する理解力こそが紹介状であり病状報告書なのです。さあ、どうぞ資料なしでも構いません、セカンドオピニオン外来の扉を叩いてみてください。

②相談時間は最低でも30分、長いときには1時間を超えますので、ほとんどの施設では通常の外来とは別の枠組みでセカンドオピニオン外来を開設しています。また、残念ながらまだ保険診療の中にセカンドオピニオンの項目はないので、初診扱いの診療行為として代金を設定する施設もあれば、自由診療の一つとして保険外で受ける施設もあり、そのスタイルはまちまちです。また、ほとんどの施設で乳がん専門医が相談を受けますので、やはり時間予約が必要です。施設によって予約の取り方も異なりますので、料金設定や相談時間を含めて必ず事前にお問い合わせください。

③もちろんセカンドオピニオンの医師との相談時間にも限りはあります。要領よく無駄なくお聞きになれるように、あらかじめメモなどに相談事項をまとめておかれるほうが良いでしょう。

④セカンドオピニオンの医師たちは多くの場合、あなたの主治医より乳がん診療の経験も知識も豊富でしょう。だからといって主治医のところでは満足な治療を受けられないとお考えになるのは間違いです。治療方針は、ほんの少しの軌道修正でより確実で標準的なものになることがほとんどです。主治医には、もし必要であれば、その軌道修正の方法を文章でお返事することができます。また、セカンドオピニオン外来の施設でそのまま治療を受けたいと考えている患者さんからの相談は、相談におうる医師の判断に微妙に影響を与えるかもしれません。正確で客観的な治療判断のためには、やはりセカンドオピニオンの医師は第三者的立場にあるべきです。

● 代替医療のとらえ方

この項の最後に、よく患者さんがご相談に来られる内容ですが、代替医療（健康食品などを含む）や統合医療に関する悩みに少し触れておきましょう。

代替医療はその定義からして、西洋医学とは相反するいくつかの面を含んでいます。西洋医学は常に分析的・科学的であり、病気そのものの原因を明らかにすることが重要ですが、患者さんを全人的に診療するという面がやや劣っています。それに対して多くの代替医療は、まず始めに患者さんの個性を認め、それぞれの症状に合わせて全人的に治療を施行していく点で優れています。し

3章　知りたい情報を入手するコツ

かしその反面、代替医療がどのような対象患者さんにいかなる手法を使えばどのような効果があるのかといった、科学的データを集積することはきわめて難しいのです。

多くの患者さんから代替医療への希望があっても医師として積極的に代替医療を勧められないのは、科学的根拠のそろっていないことが一番の原因なのです。今ここにEBM（Evidence Based Medicine　根拠に基づく医療）として、どの程度、代替医療が科学的に有効であるか調べてみましょう。

最も有用な医学文献検索データベース「Med Line」によって代替医療に関連する文献を検索すると、日本におけるがんに対する代替医療のEBMに関する文献は一つも見当たりません。さらに、世界的なEBMのデータベースである「コクランライブラリー」から、臨床試験に関するデータベースを解析すると、やはり、がんに関する代替医療の臨床試験は一つもありません。日本でがんの治療によく使われる漢方薬も、有効性を確実にEBMで判定することはまだ行われていません。またある公衆衛生の調査によると、さまざまな健康食品に関する論

文の大半は培養細胞、動物実験レベルの研究であり、人で効果を示す適切な論文は一つもなかったそうです。

代替医療はこのように、がんの予防や治療に関して、科学的に効果を証明されるものが、残念ながら今のところ何一つありません。代替医療は、補完医療、統合医療などと称されるように、あくまでも科学的根拠のある既存の治療法と並行して、副次的に行われるべき、患者さんのメンタルサポートの一つと理解することが妥当でしょう。副作用の強い抗がん剤を悪者に仕立てあげ、代わりにがんの治療が可能であるかのような安易な宣伝文句のために、患者さんたちが代替医療や健康食品に傾倒してしまい、大切な治療チャンスを失うことだけは避けなくてはなりません。

さて、このようにして確実な情報を得た患者さんは、必ず、より安全で効果的な乳がん標準治療をお受けになれることでしょう。治療法に悩んだり病状に不安を感じたりせずに、多くの患者さんが信頼できる主治医の元で治療をお受けになれることを望みます。

127

表2　がん医療相談・セカンドオピニオンを受けられる全国施設リスト

所在地	施設名	診療科 担当医	連絡先	紹介状 資料	料金体系
札幌市	国立札幌病院	乳腺内分泌外科 荻田	Tel 011-811-9111 Fax 011-832-0652	要	保険扱い
仙台市	東北大学医学部附属病院	乳腺・内分泌外科 大内	Fax 022-717-7217	要	保険扱い
郡山市	星総合病院	外科 野水	Tel 024-923-3711	要	保険扱い
鎌倉市	大船中央病院	乳腺センター 雨宮	Tel 0467-45-2111	要	要確認
茅ヶ崎市	セカンドオピニオンを推進させる会	担当医紹介	Tel 0467-88-7703	不要	紹介料
伊勢原市	東海大学医学部附属病院	乳腺内分泌外科 徳田	Tel 0463-93-1121	要	保険扱い
千葉市	ブレストサービス	乳腺科 宮内	Tel 043-247-7555	なくても可	保険対象外有料
前橋市	群馬大学医学部附属病院	乳腺内分泌外科 飯野	Tel 027-220-7111	要	保険扱い
中央区	日本対がん協会	がん無料相談	Tel 03-3571-5203	要	要確認
中央区	国立がんセンター中央病院	乳腺外来 明石	Tel 03-3542-2511	要	保険扱い
千代田区	キャンサーフリートピア	がん相談医	Tel 03-3556-0505	要確認	要確認
港区	山王メデイカルプラザ オンコロジーセンター	渡辺	Tel 03-3402-5581	要	保険対象外有料
新宿区	東京医科大学	第三外科 日馬	Tel 03-3342-6111	要	保険扱い
荒川区	東京女子医科大学附属第二病院	外科 清水	Tel 03-3810-1111	要	保険扱い
文京区	都立駒込病院	外科 戸井	Tel 03-3823-2101 Fax 03-3824-1552	要	検討中
目黒区	東京共済病院	乳腺外科 馬場	Tel 03-3712-3151	要	保険扱い
文京区	日本医科大学附属病院	乳腺外科 古川	Tel 03-3822-2131 セカンドオピニオン係	要	保険対象外有料
三鷹市	杏林大学医学部付属病院	外科 松田	Tel 0422-47-5511 Fax 0422-44-3576	要	保険扱い 一部保険対象外有料
豊島区	癌研究会附属病院	がん電話（110番） 相談	Tel 03-3918-0110	なくても可	要確認
豊島区	癌研究会附属病院	放射線治療科 山下	Tel 03-3918-0111 Fax 03-5394-3956	なくても可	保険扱い
品川区	キャンサーネットジャパン ナグモクリニック	外科 吉田	Tel 03-3490-5757	要	保険対象外有料
飯田市	飯田市立病院	外科 千賀	Tel 0265-21-1255 Fax 0265-21-1266	要	保険扱い
駿東郡	静岡がんセンター	よろず相談	Tel 055-989-5710	要確認	要確認
金沢市	ふたば乳腺クリニック	乳腺外科 谷屋	Tel 076-269-0101 Fax 076-269-0345	なくても可	保険対象外有料 一部保険扱い

所在地	施設名	診療科 担当医	連絡先	紹介状 資料	料金体系
金沢市	金沢大学医学部附属病院	内分泌科（第2外科） 津川	Tel 076-265-2000	要	保険扱い
福井市	福井県済生会病院	外科乳腺外来 笠原	Tel 0776-23-1111	なくても可	保険扱い
名古屋市	愛知県がんセンター	セカンドオピニオン 三浦	Tel 052-764-2911	要	要確認
名古屋市	名古屋市立大学病院	乳腺内分泌外科 岩瀬	Fax 052-853-6440 Tel 052-851-5511	要	要確認
豊田市	トヨタ記念病院	乳腺内分泌外科 柄松	Tel 0565-24-7100 Fax 0565-24-7170	要	保険扱い
名古屋市	国立名古屋病院	乳腺内分泌外科 佐藤	Tel 052-951-1111	要	保険扱い
狭山市	近畿大学医学部	乳腺・内分泌外科 綿谷	Tel 072-366-0221	なくても可	保険扱い
明石市	兵庫県立成人病センター	乳腺科 河野	Tel 078-929-1151	要	保険扱い
尼崎市	関西労災病院	外科 高塚	Tel 06-6416-1221 Fax 06-6419-1870	要	保険扱い
和歌山市	和歌山県立医科大学病院	外科 尾浦	Tel 073-447-2300	要	無料
倉敷市	川崎医科大学附属病院	乳腺甲状腺外科 紅林	Tel 086-461-1111 Fax 086-462-7897	要	保険扱い
岡山市	岡山大学医学部附属病院	乳腺・内分泌外科 土井原	Tel 086-235-7928	要	無料
広島市	広島大学医学部付属病院	外科 峠	Tel 082-257-5869 Fax 082-256-7109	要	無料
広島市	広島市立広島市民病院	外科 桧垣	Tel 082-221-2291 Fax 082-223-5514	要	保険扱い
徳島市	徳島大学医学部附属病院	乳腺甲状腺外来 駒木	Tel 088-633-7136 Fax 088-633-7144	なくても可	保険扱い
徳島市	とくしま乳腺クリニック	森本	Tel 0886-33-8484	要	保険扱い
南国市	高知大学医学部附属病院	放射線科 小川	Tel 088-880-2367 Fax 088-880-2368	なくても可	保険扱い
高知市	高知市立市民病院	乳腺甲状腺外来 山川	Tel 088-822-6111	要	保険扱い
福岡市	九州中央病院	乳腺外科 北村	Tel 092-541-4936 Fax 092-541-4540	要	保険扱い
福岡市	九州大学医学部附属病院	第一外科 黒木	Tel 092-642-5453	要	保険扱い
熊本市	熊本市民病院	外科 西村	Tel 096-365-1711	なくても可	保険扱い
鹿児島市	鹿児島大学医学部附属病院	乳腺・内分泌外科 吉中	Tel 099-275-5803 Fax 099-275-5812	なくても可	無料
鹿児島市	相良病院	乳腺外科 雷	Tel 099-224-1831	要	保険扱い

アンケートから

Q. 治療の選択に迷ったり、悩んだりしたことはありますか (n=188)

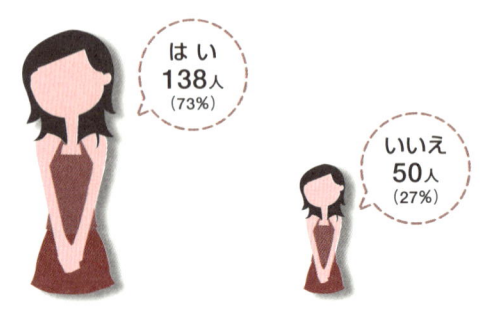

はい 138人 (73%)

いいえ 50人 (27%)

Q. どのような理由で迷いましたか (n=138、複数回答)

1. 治療による効果
   （本当に効果があるのか/ないのか、効果の程度など） 97人 (51.0%)
2. 自分の病状に対する治療が正しいのかどうか 91人 (47.8%)
3. 治療効果や副作用が、「自分の場合はどうなのか
   （効くのか効かないのか/副作用が出るのか出ないのか）」 87人 (45.7%)
4. 副作用・後遺症の有無や程度
   （どのような症状があるか、どの程度の症状かなど） 80人 (42.1%)
5. 日常生活への影響
   （仕事、家事などができなくなる） 43人 (22.6%)
6. 治療期間の長さや通院の頻度 35人 (18.4%)
7. 子どもやその他の家族の心理面などへの影響 26人 (13.6%)
8. 子どもやその他の家族の世話への影響 25人 (13.1%)
9. 妊娠・出産への影響 5人 (2.6%)

0　10　20　30　40　50　60　100 (%)

アンケート結果が示すように多くの人が、迷ったり悩んだりしています。

3章　知りたい情報を入手するコツ

アンケートから

Q. 診断後、治療を開始するまでに自分で乳がんに関する情報を集めましたか (n=188)

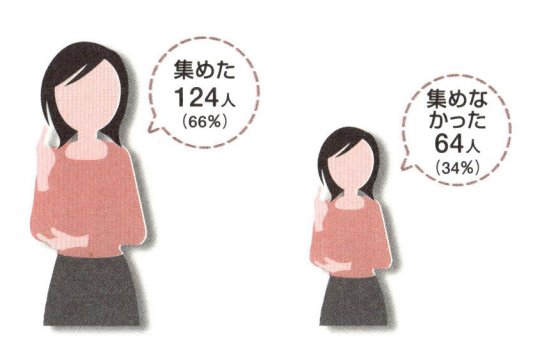

- 集めた **124人** (66%)
- 集めなかった **64人** (34%)

Q. 治療を受ける中で、欲しかった情報は何ですか。

(n=190、複数回答)

	人数	割合
1. 国内外で優れた治療法と認められ、一般に行われている標準治療	146人	77%
2. 自分の症状や治療に関する担当医以外からの情報・意見	141人	74%
3. 日常生活の過ごし方や生活上の工夫	110人	58%
4. 民間療法などの医学的根拠や信憑性のある情報	108人	57%
5. 効果があるかどうかはまだ分からない最新治療（治験や臨床試験で取り上げられている治療）	73人	38%
6. 乳房再建術について	65人	34%
7. その他	26人	14%

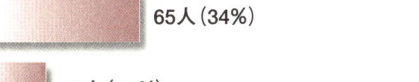

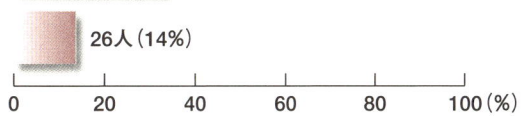

標準治療に関する情報が十分に得られたと思っている人は、2割強でしたが、それ以外の情報については十分に得られたと思っている人は1割いきませんでした。中には生理や妊娠について情報が得にくいとの声もありました。

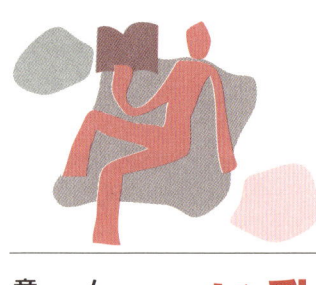

乳がん治療の医療費はいくらかかるでしょうか

乳がんの治療には、いったいどれぐらいの費用がかかるのでしょう。診断された時は、お金のことを考える気持ちの余裕などありませんよね。乳がんの治療の種類にもよりますが、やはり金銭的な負担感は大きいようです。そこで、目安となる数字を示しながら、実際にどれぐらい支払うことになるのか、また意外と知られていない対応策を考えてみたいと思います。

● 乳がんで入院した場合、医療費はどれぐらいかかるのでしょうか

モデルケースで見てみましょう。

（例）乳がんで10月3日から18日間入院
53歳女性（政管健保家族）、右乳房の部分切除、個室に入院（差額ベッド代　1万円／日）
医療費の計算（2004年4月現在の診療報酬点数による）

初診料‥‥‥‥‥‥‥‥‥‥‥‥‥‥‥2,550円
指導管理料‥‥‥‥‥‥‥‥‥‥‥‥5万2,750円
投薬料‥‥‥‥‥‥‥‥‥‥‥‥‥‥1万5,170円
注射料‥‥‥‥‥‥‥‥‥‥‥‥‥‥7万4,400円
処置料‥‥‥‥‥‥‥‥‥‥‥‥‥‥1万2,990円
手術・麻酔料‥‥‥‥‥‥‥‥‥‥‥36万9,890円
検査料‥‥‥‥‥‥‥‥‥‥‥‥‥‥4万9,680円
画像診断料‥‥‥‥‥‥‥‥‥‥‥‥5,180円
入院料‥‥‥‥‥‥‥‥‥‥‥‥‥‥30万8,120円
その他‥‥‥‥‥‥‥‥‥‥‥‥‥‥4万4,400円

小計 …………… 93万5,130円

入院時食事代（2日間食事なし）
2,170円×16日＝3万4,720円
合計96万9,850円

※（財）生命保険文化センター「医療保障ガイド」に紹介された事例・各医療費の金額を再設定した上で試算し直したもので、実際にかかる費用とは異なる場合があります。

約100万円かかることになります。すべて支払わなければいけないのでしょうか。

知っておきたい公的医療保険制度と控除

乳がん治療の医療費を考えるにあたって、まず公的医療保険制度について知っておくことが大切です。わが国では、国民皆保険制度により公的医療保険が充実しています。ですから、私たちが乳がんの治療をする場合、この公的医療保険を上手に利用しながら、不足部分を民間の医療保険等でカバーすることが、効果的な医療費対策となります。また、医療費に対する所得税法上の医療費控除を知っておくことも大切です。

それでは、公的医療保険には主に、どのようなものがあり、また、どの程度医療費をカバーできるのか見てみましょう。

（1）公的医療保険と自己負担

① 治療費の自己負担は、原則3割（表1）

病気やケガの治療費（入院時の食事代は含まない）として、病院の窓口で支払う金額は、実際にかかった医療

表1　公的医療保険の自己負担割合

被保険者（本人） 被扶養者（家族）	自己負担割合
3歳未満	2割
70歳未満	3割
70歳以上	原則1割

費の3割となります(3歳から69歳の人)。

② **入院時の食事代は1日につき780円**

入院したときの食事代の自己負担は、原則1日につき780円(低所得者には減額制度あり)で、これを超える部分については、公的医療保険から支払われます。

③ **治療費が高額になった場合は、高額療養費制度を利用**

同じ医療機関で1人・1か月(暦月)の医療費が、一定額(自己負担限度額)を超えたときは、超えた分が高額療養費として公的医療保険から支払われます(表2)。

ただし、「差額ベッド代」「入院時の食事代の自己負担」「高度先進医療の技術料」(表3)などは高額療養費制度の対象外です。ここで注意しなければならないのは、この高額療養費は請求しないと受け取ることができない点です。また、いったん支払った治療費が還付されるまで、3か月程度かかりますので、資金的に余裕のない人には、「高額療養費貸付制度」(*1)の利用をお勧めします。

*1 高額療養費貸付制度
各公的医療保険では、高額療養費を請求してから払い戻しを受けるまでの間の医療費等の支払いにあてるため、高額療養費の見込額の8〜9割相当額を無利子で貸し付ける制度があります。

表2 高額療養費(70歳未満)

所得区分	自己負担限度額
上位所得者(注) (標準報酬月額56万円以上)	139,800円+(医療費−466,000円)×1% 【1年で4か月目から77,700円】
一般 (標準報酬月額56万円未満)	72,300円+(医療費−241,000円)×1% 【1年で4か月目から40,200円】
低所得者 (市町村民税非課税者)	35,400円 【1年で4か月目から24,600円】

表3 高度先進医療を含む治療

	自己負担	
健康保険	通常の一部負担金	高度先進医療の技術料

3章　知りたい情報を入手するコツ

④高度先進医療は「技術料」が全額自己負担

高度先進医療による治療を受ける場合、診察・検査・投薬・入院料などの基礎的な部分には公的医療保険の適用があり一部の自己負担で済みますが、技術料の部分は、全額自己負担となります。

なお、高度先進医療（乳がん温存療法における鏡視下腋窩郭清術など）が受けられるのは、特定の大学病院など指定医療機関に限られます。

⑤その他の自己負担

●差額ベッド代

病院に入院する場合、大部屋（通常6人部屋）であれば、公的医療保険が適用され、自己負担の必要はありませんが、個室や2人部屋などに入院すると差額ベッド代と言って大部屋との差額料金が自己負担となります。

2001年（平成13年）度厚生労働省の調査では、1日あたりの差額ベッド代は約7割が5,000円以下、約9割が1万円以下となっています。

差額ベッド代は、病院によってもバラツキがあるため、いざという時に入院しそうな病院の差額ベッド代を事前に調べておきましょう。

また差額ベッド代がかかる部屋へ入院する際には、病院は患者さんの同意を得る必要があり、患者さん本人が希望したわけではなく、治療上の必要からそうした部屋へ入った場合は、差額ベッド代を支払う必要がないことも知っておきましょう。

●雑費

病院にかかった場合、治療費以外にも通院や入院のための交通費や入院時の衣類など予想外の出費があります。これらの費用は公的医療保険の対象にはなりませんが、これらの費用の中には、所得税法上の医療費控除の対象になるものがあります。

● 実際の自己負担金額はこうなります

冒頭で、入院治療費93万5,130円、食事代3万4,720円を合わせると96万9,850円という数字が試算されました。では、これまで解説した公的医療保険に照らして、負担額を計算してみましょう。

（1）入院治療費

①自己負担（3歳以上70歳未満）

- 一部負担金

93万5,130円×3割＝28万540円（10円未満四捨五入）

- 入院時食事の負担額

780円×16日＝1万2,480円

ただし、定率の一部負担金（28万540円）で支払ったときは、自己負担限度額を超えた部分が高額療養費として払い戻されます。

表2の「一般」に照らし合わせると、7万2,300円＋(93万5,130円－24万1,000円)×1％＝7万9,241円（1円未満四捨五入）となり、自己負担額の7万9,241円を超える20万1,299円があとから払い戻されることになります。よって実質的な自己負担額は、

7万9,241円（一部負担金）＋1万2,480円（食事負担金）＝9万1,721円

② その他の自己負担額

- 差額ベッド代…1万円×18日＝18万円
- 見舞時の家族交通費など…5万円
- その他雑費（衣類、快気祝いなど）…5万円

合計：28万円

③ 自己負担額の合計額

医療費の自己負担額＋その他の自己負担額で、

9万1,721円＋28万円＝37万1,721円

※（財）生命保険文化センター「医療保障ガイド」に紹介された事例・各医療費の金額を再設定した上で自己負担額を試算し直したものです。前記の金額は、あくまでも試算であり、実際にかかる費用とは異なる場合があります。

(2) 乳房再建法を受けた場合の医療保険

乳房再建法は、基本的には3つの方法があります。

① 人工乳房を使用する（「単純人工乳房挿入法」「組織拡張法」など）。

② 身体の他の部分から胸部へ皮膚と脂肪、筋肉の一部を移植する（「広背筋皮弁法」「腹直筋皮弁法」など）。

③ ①と②の併用。

人工乳房を使用する手術は、多くの場合、公的医療保険の適用はなく、医療費は全額自己負担となります。人

工乳房（生食バッグ、シリコンバッグ）を使用した「組織拡張法」の場合は、手術、麻酔、薬代など合わせて約60万円かかることになります。

一方、「広背筋皮弁法」、「腹直筋皮弁法」の手術や乳頭の再建手術で反対側の組織を移植するなど、自分の体の組織で再建する場合には、公的医療保険の適応が認められています。

※（財）パブリックヘルスリサーチセンター「乳がん情報ネット」より

● 民間の医療保険を上手に利用しましょう

（1）民間医療保険の種類と保障内容

日米保険協議の合意（1996年12月）で規制されてきた「第三分野」（*2）の保険商品の販売が2001年7月に全面解禁されて以来、生命保険会社および損害保険会社が競ってこの「第三分野」に参入したため、さまざまな種類の新しい医療保険やがん保険等が誕生してきています。

乳がんの治療をされる場合、退院後の通院治療が長期にわたるケースも多いことや、乳房再建をする場合、まだまだ公的医療保険の適用範囲が狭いことを考えると、民間の医療保険を上手に利用することも考えてみてはいかがでしょうか。

① 医療保険

医療保障を主な目的として加入するのが、医療保険です。病気やケガで入院したり、所定の手術を受けた場合に給付金が支払われます。医療保障を主な目的にしていますので、死亡保険金については出ないか、出ても少額になります。

保険期間には、次の3つのタイプがあります。

● 「更新タイプ」……5年、10年など決まった年数を更新していくタイプです。

更新時には更新時の年齢、保険料率で保険料を再計算しますので、通常は更新ごとに保険料は高くなっていきます。ただし、一生涯更新できるわけではなく、一般的

*2 「第三分野」とは──「第一分野（生命保険）」と「第二分野（損害保険）」との中間に位置する分野。保険商品では、医療保険、がん保険、介護保険、傷害保険、所得補償保険などが該当する。

には80〜90歳までです。

- 「歳満了タイプ」……契約当初に定めた年齢（一般的には60〜80歳まで）で満期になるタイプです。保険料は全期間を通じて満期になるタイプです。
- 「終身タイプ」……医療保障が一生涯継続します。また、保険料も変わりません。

医療保険の主な給付内容は、「入院給付金」「手術給付金」ですが、保険会社によっては、入院給付金の対象となる日数や1入院支払限度日数、通算支払限度日数などに違いがありますので、注意が必要です。

また、最近では日帰り入院でも入院給付金を出すものや、入院日数による給付ではなく、病名によって給付金額が決まる新種の医療保険も登場しています（**表4**）。

② **がん保険**

対象の病気を「がん」に特定した医療保険で、主な給付内容として「がん診断給付金」「がん入院給付金」「がん手術給付金」などがあります。がん保険の場合、がんで入院したら、1日目から入院給付金が無制限に支払われます。これは、再発や転移の場合でも同様です。この点は、日数制限がある通常の医療保険との大きな違いで

表4　医療保険の基本的な給付金

給付金の種類	標準的な給付内容		
疾病（災害）入院給付金	入院給付金の対象日数	1泊2日型	継続して2日以上入院した時、1日目から受け取れる。
		5日型	5日以上継続して入院した時、5日目から受け取れる（4日免責）。
		8日型	災害入院給付金は通算で5日以上、疾病入院給付金は継続して8日以上入院した時、1日目から受け取れる。
	1入院支払限度日数		通常は120日程度だが、最近では短いもので60日、長いものだと1,000日を超えるものもある。
	通算支払限度日数		通常は700日程度だが、最近では1,000日を越えるものもある。
手術給付金	病気やケガで所定の手術を受けた時、手術の種類に応じて入院給付金日額の10倍・20倍・40倍の給付金を受け取れる。		
死亡保険金	死亡保険金は出ないか、出ても入院給付金日額の100倍程度。		

す。ただ、がん保険の場合、加入後すぐに保障が開始されるわけではなく、通常90日経過後に保障が開始されるため注意が必要です。

がん保険の保険期間も通常の医療保険と同様に「更新タイプ」「歳満了タイプ」「終身タイプ」の3つのタイプがあります。また、最近では、公的医療保険が使えない最先端のがん手術や未承認の抗がん剤による自由診療の治療費を実費で補償するがん保険も登場してきました。

がん保険は、がんの保障にのみ特化した保険ですので、通常の医療保険の保障を補完する目的で加入することがポイントとなります（表5）。

③ **特定疾病保障保険**

特定疾病保障保険は、がん、急性心筋梗塞、脳卒中により所定の状態になった場合、治療費として契約の保険金が支払われるので、高額の治療費を一度に確保できるメリットがあります。ただ、保険金が支払われた時点で契約は消滅します。特定疾病保険金を受け取らないで死亡した場合には、契約の保険金を死亡保険金として受け取ることができます。特定疾病保障保険の保険期間も通常の医療保険と同様に「更新タイプ」「歳満了タイプ」

④ **医療特約**

終身保険や養老保険などの主契約に特約として付ける医療保障です。最も基本的な医療特約としては「疾病入院特約」「災害入院特約」があります。その他にも、「通院特約」「成人病入院特約」「女性疾病入院特約」などさまざまな医療保険特約があります。

通常医療特約の保険期間は、80歳までですが、最近では終身（一生涯）タイプの特約を取り扱う保険会社も出てきています。また、特約の保険期間の設定には、「全期型」と「更新型」があります。「全期型」は契約時から特約期間満了時まで特約部分の保険料は一定ですが、「更新型」の場合は、特約の保険料を更新時の年齢、保険料率で再計算されるため、若いうちは「全期型」の保険料よりも低く設定されますが、通常は更新ごとに保険料は高くなっていきます（表6）。

● 医療費と税金の関係

公的医療保険はもちろんのこと、民間の医療保険から常の医療保険と同様に「更新タイプ」「歳満了タイプ」

表5　がん保険（入院給付金　1日につき1万円のケース）

給付金の種類	給付内容	金　額
診断給付金	「がん」「上皮内新生物」と診断された時に、治療の有無にかかわらず、それぞれ支払われる（1回のみ）。	がんの場合：100万円 上皮内新生物の場合：10万円
入院給付金	「がん」「上皮内新生物」の治療を目的とする入院をした時に支払われる（無制限）。	1日につき　1万円
手術給付金	「がん」「上皮内新生物」の治療を目的とする所定の手術をした時に支払われる（原則、無制限。手術の種類によっては、回数に制限あり）。	1回につき　20万円
高度先進医療給付金	「がん」の診断や治療の際に所定の「高度先進医療」を受けた時に、技術料に応じて所定の金額が支払われる（1年間に5回まで）。	6〜140万円
通院給付金	5日以上の継続入院の後に、「がん」「上皮内新生物」の治療を直接の目的として通院した時に支払われる（1回30日まで、通算700日まで）。	1日につき　5,000円
特定治療通院給付金	「がん」の治療として放射線治療、抗がん剤治療、ホルモン治療を受けることを目的として通院した時に支払われる。ただし、通院給付金が支払われる時は、支払われない（通算120日まで）。	1日につき　5,000円
死亡保険金	「がん」で死亡した時に支払われる。	10万円

※　アメリカンファミリー生命保険　「21世紀がん保険」　BESTプラン1倍　保険期間：終身

受け取る入院給付金や手術給付金などは、非課税です。

1年間に支払った医療費が10万円を超える場合（所得が200万円未満の人は、所得金額の5％を超える場合）、その超過分を所得金額から差し引ける「医療費控除」があります。この医療費には、通院にかかった交通費なども合算できます。また、同居の有無を問わず生計が同じ家族であれば、全員を合算して控除することができます。ただし、医療費控除の限度額は200万円です。

医療費控除の計算式は、次のとおりです。

医療費控除額（最高200万円）＝その年中に支払った医療費－保険金等で補填される金額－10万円または所得金額の5％のいずれか少ない金額

「保険金等で補填される金額」とは、公的医療保険から支給される「高額療養費」などや民間の医療保険から支払われる入院給付金などの医療関連の保険金・給付金を指します（表7）。

表6　主な医療特約

特約の種類	標準的な給付内容
災害入院特約	不慮の事故で180日以内に継続して5日以上入院した時、5日目より入院給付金が受け取れる（1入院120日分、通算700〜730日が限度）。
疾病入院特約	病気で継続して5日以上入院した時、5日目より入院給付金が受け取れる（1入院120日分、通算700〜730日分が限度）。
	病気または不慮の事故で所定の手術をした時、入院給付金日額の10倍、20倍、40倍などの手術給付金が受け取れる。
通院特約	退院後、120日以内にその治療を目的として通院した時に、通院日数分の給付金が受け取れる（1入院30日が限度）。疾病・災害入院特約と一緒に付ける。
成人病入院特約	がん、心疾患、脳血管疾患、高血圧、糖尿病で入院し、疾病入院給付金が支払われる場合、それに上乗せして支払われる。疾病入院特約と一緒に付加する。
女性疾病入院特約	乳がん、子宮筋腫、甲状腺の障害、分娩の合併症など、女性に特有、あるいは発生率の高い所定の病気で入院し、疾病入院給付金が支払われる場合、それに上乗せして支払われる。疾病入院特約と一緒に付加する。

表7　医療費控除の対象となるもの、ならないもの

対象となる費用	対象とならない費用
○次のもののうち、その病状などに応じて一般的に支出される水準を著しく超えない部分の金額 ・医師、歯科医師による診療代、治療代 ・治療、療養のための医薬品の購入費 ・病院や診療所、介護老人保健施設、指定介護老人福祉施設、助産所に収容されるための人的役務の提供の費用 ・治療のためのあん摩・マッサージ・指圧師、はり師、きゅう師、柔道整復師などによる施術費 ・保健師や看護師、準看護師、特に依頼した人に支払った療養（在宅療養を含みます）上の世話の費用 ・助産師による分娩の介護料 ・介護保険制度の下で提供された一定のサービスの対価のうち、指定介護老人福祉施設におけるサービスの対価（介護費及び食事）として支払った額の2分の1相当額、又は一定の居宅サービスの自己負担額 ○次のような費用で、診療や治療などを受けるために直接必要なもの ・通院費用、入院の部屋代や治療などを受けるために直接必要なもの ・義手、義足、松葉づえ、義歯などの購入の費用 ・6か月以上の寝たきり状態でおむつの使用が必要であると医師が認めた方のおむつ代	・医師等に対する謝礼 ・健康診断や美容整形の費用 ※健康診断の費用は異常が見つかり、治療を受けることになった場合は医療費控除の対象となります。 ・疾病予防や健康増進などのための医薬品や健康食品の購入費 ・親族に支払う療養上の世話の費用 ・治療を受けるために直接必要としない近視、遠視のためのメガネや補聴器等の購入費 ・通院のための自家用車のガソリン代、分べんのため実家へ帰るための交通費

（国税庁「暮らしの税情報」より）

3章　知りたい情報を入手するコツ

V O I C E

治療費にひとこと

- 病気になるまではがん保険のことなど思ってもみなかったが、実際がんになって放射線治療やリハビリに毎日通うようになったとたんに羽が生えたようにお金が飛んでいった。食事をしなくても息をしているだけでこれだけお金がかかるかと思ったら主人に申し訳なかった。（53歳、病歴7年4か月）

- うちは母子家庭のため医療費がタダ。あとで国保の治療費が送られてきたら非常に高額だったので、悪いなあと思った。（45歳、病歴4年1か月）

- ホルモン剤の内服と注射がものすごく高く、長く続けられる治療ではない。命と引き換えはつらい選択。（45歳、病歴2年10か月）

- 治療代が多いときは月に10万円以上になることがある。貯金を払い戻して支払うことが多い。今後も続くので不安である。（53歳、病歴3年6か月）

- 毎月の治療費が高いので、いろいろ切りつめたりしなければならなかった。会社の社会保険事務所に助けられた。（41歳、病歴3年10か月）

- 通院（医療費、交通費）にかかる費用が予想外で、がん保険などからの支給が限られていたこと。職場復帰できたため助かったが、（専業）主婦の方は大変だろうと思った。（55歳、病歴2年3か月）

- 有料の個室しか空きがないということで、費用が予定していたよりかなり多くかかってしまった。初めての入院で分からないことが多く、病院に従ってしまった。（51歳、病歴4か月）

- 費用の面で「これこれかかりますが」と医師からひとこと言って欲しい。（49歳、病歴6年3か月）

- 治療費がかかり、町の高額療養費申請をしています。（43歳、病歴4年4か月）

- 自分の症状でどのような治療をして、代替療法も含めていったいいくら費用がいるのか気にかかっています。（51歳、病歴1年5か月）

- 費用面は、看護師や事務の人に聞いて、丁寧に教えてもらった。（49歳、病歴3年10か月）

- 病院での治療以外に、自己負担の免疫療法を行っているため費用がかさむ。がん保険にも入っていなかったので、治療を行っていく上での検査など（CT、骨シンチグラフィその他）にも費用がかかる。特に転移している場合。（52歳、病歴6年）

第4章 「自分流」日常生活の工夫

こころの落ち込みを受けとめ、自分らしい対処法を知りましょう
大木桃代（文教大学人間科学部人間科学科助教授）

家族との関係を見直すきっかけかもしれません
編集部

私らしく生きるためのメッセージ
編集部

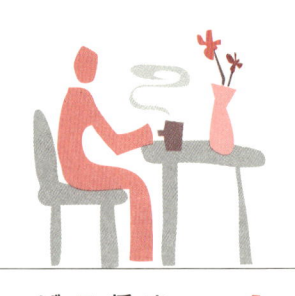

こころの落ち込みを受けとめ、自分らしい対処法を知りましょう

「検査の結果、がんが見つかりました」と言われて、一度も悲しんだり落ち込まない人は、まずいません。なぜなら私たちは今までの人生や日々の暮らしの中で、何らかの自己像や将来像を描いています。がんという病気や治療によって、その自己像や将来展望が崩れることが少なくないためです。また死の恐怖や治療による身体的苦痛などを感じると、がんばろうと思っていても、こころがついていかないことも多いと思います。

本章ではそのようなこころの動きを当然であると認めた上で、それではどのように対処すれば良いかを、皆さんと一緒に考えていきたいと思います。

● さまざまな苦痛

「がん」と診断されることにより、私たちの生活や人生は大きく変化します。今まで当然のように思っていた健康や毎日の生活が当たり前ではなくなるためです。そのため、今まで自分で思っていた自己像や漠然とではあっても将来こうなるであろうと思っていた自分が、そのとおりではなくなるかも知れないことを認めざるを得なくなるのです。このような日常生活の変化や自己像・人生観の変化、そして将来に対する不安は、私たちに大きなストレスをもたらします。

また実際の病状や治療成績とは別に、一般的にがんは生命を脅かす最も深刻な疾病と捉えられることが多いのが現状です。今まで自分にとっては先のことであると思っていた死を実感することは、私たちに大きな驚きと苦痛をもたらします。治療中や治療後も、再発や死の不安がふと頭をよぎることでしょう。これは本当につらいことです。

4章　「自分流」日常生活の工夫

さらに、さまざまな治療により、身体的にもつらい状態が生じます。私たちは体がつらい時には、精神的にもつらくなることが多々あります。そのような時には、なかなか物事を前向きに考えることができないのではないでしょうか。

つまりがんであると診断され、治療を継続していく中で、嘆き悲しんだり落ち込むことがあるのは、人間である以上当たり前です。あとにお話しするように、「絶対に落ち込んではいけない」「絶対にがんばらなくてはいけない」と思い込むと、かえってつらいのです。それでは、どうすれば少しでもこのつらい気持ちを和らげることができるのでしょうか。

● いろいろやってみましょう

まず、大きなストレスへの対処法についてご紹介していきましょう。

アメリカの心理学者ラザルス（Lazarus, R）の説では、ストレスは一連の流れとして考えられています（図1）。この概略を紹介しますと、ある嫌なつらいできごと（ス

図1　ラザルスのストレス理論

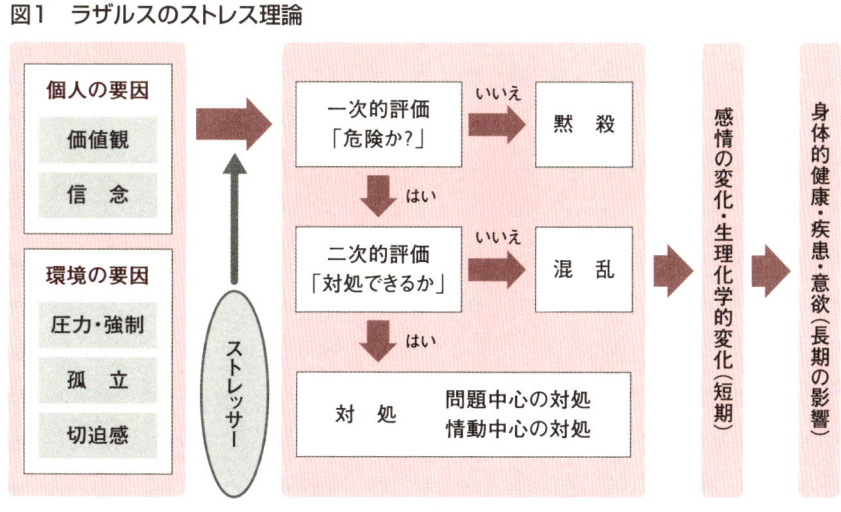

```
個人の要因
  価値観
  信念

環境の要因
  圧力・強制
  孤立
  切迫感

→ ストレッサー →

一次的評価「危険か？」 ──いいえ→ 黙殺
         ↓はい
二次的評価「対処できるか」 ──いいえ→ 混乱
         ↓はい
対処　問題中心の対処
　　　情動中心の対処

→ 感情の変化・生理化学的変化（短期）
→ 身体的健康・疾患・意欲（長期の影響）
```

（ラザルス＆フォルクマン,1991より筆者が改編・簡略化）

トレッサー）に出会ったとき、まず私たちはそのできごとが自分にとって「危険な」ことかどうかを判断します（一次的評価）。当然その判断においては、状況のみならず、その人の今までの人生における経験や価値観が大きく影響します。自分にとって非常に大切なものが危機的状況にさらされていると感じれば、それは大きな脅威となりますが、まったく大切でないものに関することであれば、何とも感じません。

そのできごとが「たいしたことではない」と判断されれば、それはそのまま黙殺されます。しかし「危険である」と判断された場合には、それに対して対処可能かどうかを考えることになります（二次的評価）。対処が不可能であると思った場合には、混乱して精神的に非常につらい状態に陥ってしまいますが、可能であると考えれば、次に対処法の選択を行うことになります。

対処法は、問題中心と情動中心という2つのストラテジー（考え方）に大きく分けられます。

問題中心のストラテジーとは、問題の所在を明らかにしたり、解決方法を考えるなど、実際にその問題を直接的に解決するためになされるものです。これに対し情動中心のストラテジーでは、気を紛らわせたり、情動的な苦痛を低減させることをめざします。この場合には、実際の問題は何も変化していませんが、それに対する見方や捉え方が変わるということになります。

この対処法は、さらに対処型という観点からも分類されます。対処型とは実際の行動の表れ方であり、表1の ように8分類が示されています。

そしてこの対処を行うことによって、当初のできごとが解決されたか、あるいは少なくとも自らの苦痛が軽減したと判断されたかを評価します（再評価）。まだ苦痛が続いている時には再度対処を行うことになり、この対処の成功・失敗が、今後の心身両面の健康状態に影響します。このような一連の流れがラザルスのストレス説です。

がんという一連の診断は、大部分の人にとって「非常に危険」で「重大な」ことであると判断されます。したがって、その苦悩は何らかの対処を積極的に行っていかないと、ずっと続くことになってしまいます。本節で最初にラザルスの理論を紹介したのは、今悩んでおられる皆さんに、さまざまな対処法に気付き、いろいろと試していただきたいからです。私たちは今までの人生の中で、自分らし

4章　「自分流」日常生活の工夫

表1　ラザルスのストレス対処型

対処型	内容
計画型	問題解決に向けて計画的に対処したり、いろいろな解決法を検討してみる。
対決型	困難な状況を変えようとして積極的に努力する。
社会的支援模索型	問題解決のために他人や相談所などに援助を求める。
責任受容型	自分の行動を素直に自覚し、反省する。自己の役割の自覚、責任感が強い。
自己コントロール型	自分の感情や考えを制御し、外に表さない。
逃避型	問題解決の意欲を失う。やけになる。問題を他人のせいにする。
隔離型	問題や苦しみを忘れようとする。問題は自分と関係がないと思う。
肯定的評価型	困難を解決した経験を高く評価する。困難のあとには発展、進歩があると考える。

（日本健康心理学研究所, 1996より筆者が改編）

いろいろなストレス対処法を身に付けています。もちろんできごとの内容によっても異なりますが、自分のクセというものが少なからず存在します。それが私たちらしさを形作っているとも言えますが、もし常にある決まったパターンでしか対処できないとしたら、予想していなかったさまざまな問題に対応していくには不十分です。いつも自分が行ってきた対処法で解決できないと感じ、かつ他の選択肢を見出すことができない場合には、対処不可能と評価し、先に述べたような精神的にきわめてつらい状態に陥ってしまうためです。どの対処法が「良い」もので、どれが「悪い」というのではありません。まず多種多様な対処法を知っているということ自体が、そのできごとに対する感じ方や捉え方を変化させ、つらさを軽減する大きな力となるのです。

ではすでに乳がんであると診断され、治療を受けられた皆さんは、どのような対処法によってメンタルパワーアップをはかっているのでしょうか。今回のアンケートの回答をまとめたものが、表2です。皆さんがさまざまな対処法を取っておられることが分かると思います。同じ病気であっても体の治療法が人それぞれ違うように、

こころの落ち込み解消法も人によって異なります。悩んでいる方はこれを参考にしていただければと思います。

なお、意識的に考え方や見方を変化させるということは、口で言うほど容易ではありません。「前向きに考える」「病気のプラス面を考える」と一口に言っても、一朝一夕にはできないでしょう。しかしあるできごとやものごとに対する考え方は、一種のクセなのです。私たちは何十年もかかって、クセである今の自分の考え方を形成してきました。今度はそのクセを変容させていくのです。その時々に「こういう考え方もあるのだ」と自分に言い聞かせ、納得さ

表2　アンケート回答者が行っているメンタルパワーアップ法

主な内容	具体的表現	
サポート	患者さん同士、患者会、友人、家族、医師	
捉え方の変化	隔離的対応	病気のことはまったく考えない、深く考えない、先のことは考えない、気を紛らわせる、気持ちを他に向ける、楽しいことを考える
	積極的対応	前向きに考える、楽観的に考える
	肯定的評価	病気をしたことのプラス面を考えて、病気を活かそうとする、病気のおかげで人生を楽しく日々を大切に生きる
	選択的認知	自分にとって良いことだけを受け入れる、良くなった人の話を聞く
	その他	他人と比べない、自分だけではないと考える
受容	自然体で受けとめる、現実を受け入れる、楽しく付き合う	
情報収集	最新の医学を勉強する	
具体的行動	趣味、友人との外出（外食）・おしゃべり、旅行、読書、音楽、ボランティア、スポーツ、気功、映画、仕事、ペット、宗教、アロマテラピー	
	笑う、趣味を探す、文字に記す、自分の経験を他人に話す	
	普通に生活する、泣きたい時は思い切り泣く	
	先の予定は立てない、先の予定を入れる	
	精神を鍛える、強い意志をもつ	

4章 「自分流」日常生活の工夫

せてみてください。最初はぎごちないかもしれませんが、やがて少しずつその考え方になじんできます。もしこころの中で引っかかることがあったら、なぜ自分がその考え方に抵抗を感じるのかを考えてみると良いかもしれません。そこに考え方の変容のヒントが潜んでいるかもしれないからです。あなたが本当に取りたい対処行動を選択し、自分にとって有益な手法を積極的に探して自分のものにすることが、あなたらしく生きていくための第一歩なのです。

● **感情を外に出しましょう**

アメリカの心理学者テモショック（Temoshok, L）らは、乳がんや悪性黒色腫（メラノーマ・皮膚がん）にかかった患者さんが多く示す行動パターンを見出し、タイプCと名付けました。その特徴は、①怒り、不安、恐れ、悲しみなどのネガティブな感情を経験したり表出したりしない。②仕事や人付きあい、家族関係において、忍耐強く、控えめで、協力的で譲歩を厭わない。③他人の要求を満たそうと気をつかいすぎ、自分の要求は十分に満たそうとしない、というものです。同様の研究は他にも多数見られます。たとえばジェンセン（Jensen, M. R）は52人の乳がんの患者さんを追跡調査し、がんの転移に影響を及ぼす要因を検討しました。すると2年後にがんが転移した女性には、抑圧的な性格、ネガティブな感情を表現できないこと、無力感と絶望感、慢性的なストレスなどの心理学的特徴があることを明らかにしました。これら多数の研究に共通している見解は、がんにかかった患者さんには、自分の感情を抑え、他人の気持ちを優先させようとする「良い人過ぎる人」が多いということです。この理由としてテモショックは、タイプC行動は腫瘍をターゲットにした免疫細胞であるナチュラル・キラー細胞の活動を抑制するために、がん細胞の進行をくい止められず、がんの進行を促進したり再発を高めると主張しています。特に乳がんやメラノーマ、結腸がんなど免疫が大きく関与しているがんにおいてその影響力が強くなるそうです。

タイプC行動が本当にがんの発症要因になるのか、あるいはがんの再発や進行に悪影響を及ぼすものであるのかということについては、実は研究者間で意見が分かれ

151

ており、まだ決着は付いていません。また欧米で行われた研究が日本でそのまま当てはまるとは限りません。しかし多少なりともその可能性があるなら、タイプC行動を取らないに越したことはありません。もしあなたがタイプC行動を取る「良い人過ぎる人」であるなら、その変容にチャレンジしてみましょう。少なくとも、こころのつらさは軽くなるはずです。

テモショックはタイプC行動の変容技法として、①自分の要求に気付く、②自分の内なるガイドを見つける、③自分の感情についての考えを再構成する、④医師、看護師、友人、そして家族に対して感情を表現する技術を習得する、⑤医療ケアを管理する、⑥必要な社会的サポートを受ける、⑦正当な権利を確保する、⑧絶望感を乗り越える、⑨ファイティング・スピリットを養う、の9点をあげています。詳細は参考文献（テモショック＆ドレイア、1997）に譲りますが、この中で最も大切なことは、怒り、悲しみ、恐れといった自分のネガティブ感情に気付き、それを表現するということです。テモショックは「恐れ、怒り、そして悲しみといった一次的情動は、体に害など及ぼさない。免疫力の低下という有害

な状態を招くのは、感情を習慣的に抑える場合だけである。このとき怒りは憤りや慢性的な抑うつになり、恐れはパニックになり、悲しみは絶望になる。ネガティブな感情をポジティブな感情に置き換える必要はない。ネガティブな感情におぼれることは勧めないが、ネガティブな感情を経験した上で、適切な行動を取って進んでいくことが良い」と述べています。つまり慢性的な抑うつに陥らないためには、自分の感情を認め、それを適切に表明することが大切なのです。

常に前向きに、かつ冷静に病気と闘っていけるに越したことはありません。しかし私たちは生身の人間ですし、いつも強いばかりではいられません。ときに気が弱くなり、将来を恐れて涙することもあります。あるいはなぜ何も悪いことをしていない私がこのような病気にならなければいけないのかと怒ることもあります。それでいいのです。それは人間として当然の、健康なこころの働きです。どうぞその感情に気付き、それを外に出してください。ネガティブ感情をいけないことだと思い、自分の感情を抑えてしまうことがむしろ問題なのです。日本ではネガティブ感情をあまり表明しないことが美徳である

4章 「自分流」日常生活の工夫

とされてきましたが、この際そのような文化的習慣には目をつぶり、あなたのこころのままに日々を過ごしていただきたいと思います。

ただし、今がんにかかっている人が、「良い人であり過ぎる」という自分の性格のために病気になったのだとは思わないようにしてください。先に述べたように、タイプCとがんの発症に関する因果関係については議論の余地がありますし、がんの発症メカニズムはまだ解明されていないことが多くあります。タイプCだけががんを発症させたのではありません。ここでは今後病気と付き合っていくために、至極当然である感情を抑える必要はないということをご理解いただければと思います。

● **周囲の人からエネルギーをもらいましょう**

つらい状況に陥ったときに、周囲の人々からの支えや援助、サポートはとても重要です。乳がんに限りませんが、多くの調査や研究において、がんにかかったときのサポートの効果が指摘されています。

たとえばノースハウス（Northhouse, L.L）は、乳がんの患者さん30名との面接から、手術に関連した心配や懸念について話ができる人が多い患者さんほど、再発への恐怖が少ないと報告しています。またブルーム（Bloom, J. R）とスピーゲル（Spiegel, D）は、進行性の乳がんの患者さん86名に対するアンケート調査から、家族による情緒的なサポートが多い人ほど、自分の人生により明るい見通しをもっていることを見出しました（福岡、1997）。あるいは私たちが白血病などで骨髄移植や臍帯血移植を受けられた患者さんとキーパーソン（配偶者や親、子どもなど患者さんにとって最も心の支えになると感じた人）の方に協力をお願いした調査では、キーパーソンからのサポートをたくさん受けていると感じている患者さんほど、精神的のみならず身体的にも、現在の状態が良いと感じていることが明らかになりました（大木他、2002、2003）。このように家族や友人のような心理的に近い人からのサポートの重要性は以前から言われており、ストレスを軽減する最も効果的な方法の一つです。

もう一つ重要なのが、患者さん同士のサポートグルー

プです。表2でも示したように、実際に乳がんの治療を受けられた方からも患者会や患者さん同士のサポートが重要であるとの意見が多数見られました。大きな病気を経験すると、ほんの少しの体調の変化でも「もしかしたら…」と悪いほうに考えてしまうことが少なくありません。しかしそのような考えは、周囲の人から「思い過ごし」「なぜそんな些細なことで」と理解してもらえないこともあります。実際に病気になった人でなければわからない悩み、心配、苦痛などを共有できる仲間の存在は、非常に大きいのです。

またアメリカではスピーゲルやファウジー(Fawzy, F.I)という医師たちが、乳がんや悪性黒色腫(メラノーマ)にかかった患者さんに集団カウンセリングを行ったところ、再発率や死亡率に有意な改善を示しました。日本ではまだ多くありませんが、例えば東海大学の保坂らが、ファウジーらの手法を応用し、乳がんにかかった患者さんに対して集団療法を行いました。その結果、参加した患者さんの不安や抑うつ気分が低下したと報告しています（東海大式「乳がんカウンセリング・マニュアル」は町田・保坂、2001に掲載されています）。この集団カウンセリングは精神科医や臨床心理士、看護師などの専門家の参加が必要ですが、いずれにしても自分一人だけががんばるのではなく、一緒に闘っている仲間がいると実感できることの効果が大きいことを示していると言えるでしょう。

大きな病気を告げられ、こころのエネルギーが低下しています。そういう時こそ、遠慮なく周囲の人からこころのエネルギーをもらいましょう。あるいはお互いエネルギーを与え合い、1＋1のエネルギーを10にも100にも増やして、皆で支え合っていきましょう。皆さんは一人ぼっちではないのです。

● **リラクセーションのテクニックを身に付けましょう**

マイナスに考えないようにしよう、前向きに考えよう、と思ってもなかなか難しいことも多いと思います。このような時に気持ちを落ち着かせるリラクセーションのテクニックを身に付けておくと便利です。こころが緊張すると体とこころは密接な関係があります。こころが緊張す

4章　「自分流」日常生活の工夫

ると体も緊張します。逆に体をほぐすことにより、精神的な緊張も減少させる効果があります。ここでは先に示した集団カウンセリングなどにおいても用いられており、心理学でよく用いられる漸進的筋弛緩法と自律訓練法という2つのリラクセーション技法を簡単に紹介しましょう。

いずれの方法においても、ゆったりとした服装で、椅子やソファに座るか横になります。座った場合には手を膝の上に置き、横になった場合には体の横に手を置いて、体をゆすって楽にします。最初はやや照明を落とした静かな部屋で練習するほうがやりやすいでしょう。空腹時でなく、またトイレも済ませておいたほうが良いですね。始めに腹式呼吸で深呼吸をします。鼻からゆっくりと、お腹の中までたっぷり息を吸い込み、口からゆっくりと吐きます。緊張していると胸で呼吸をしているので、お腹の上に手を乗せてみると腹式呼吸をしているかどうか分かりやすいでしょう。

（1）筋肉を弛める──漸進的筋弛緩法

アメリカの神経生理学者ジェコブソン（Jacobson, E）が提唱した漸進的筋弛緩法では、全身の筋肉の力を順番に抜いていきます。体の一部の弛緩が徐々に全身に及んでいくという意味で漸進的と言います。人によってやり方がやや異なることもありますが、基本的に腕と手、顔や額、首、肩、胸、腹、背中、太もも、ふくらはぎ、足と、順番に力を抜いていきます。体のどこから始めても良いのですが、慣れないうちは利き腕から始めるのが一番入りやすいと言われています。

最初は力を抜こうと思ってもなかなか抜けないので、10秒くらいギュッと一杯力を入れて、ふっとその力一杯を止めると、力が抜けていると感じられます。具体的なやり方は、まず利き手のこぶしを固く握り締め、10秒くらいギュッと力を入れます。そして一気に力を抜き、20秒くらい力が抜けた状態を感じます。その後深呼吸をします。反対の手でも同様に行い、腕に移っていきます。顔の場合には、まず額に思いきり力を入れ、顔をしかめてしわを寄せます（10秒）。一気に力を抜き、額から頭にかけてしわがなくなると想像しながら、しわを伸ばします（20秒）。次に眼をギュッと閉じます。また10秒くらい力を込め、ふっと力を抜きます。そしてまた深呼吸をする、という具合です。次の場所に

155

移る前に深呼吸をすると、その場所の力が抜けたことを一層実感できます。慣れてくると、力を入れなくてもその場所に注意を集中するだけで力が抜けるようになります。私は力を抜いたときに、嫌なことやつらいことも一緒に流れ出るようなイメージを浮かべることがよくありますが、そうすると一層気持ちがすっきりします。

漸進的筋弛緩法を行う上での注意としては、術後やその他の理由により体の一部に痛みがある人は、その場所には無理に力を入れず省略するほうが良いでしょう。頭の中で力が抜けるイメージを浮べるだけでも実際に力が抜けることもあります。また椅子に座っている場合、リラックスしすぎて椅子から転がり落ちないようにしてください。リラックスして血圧も下がっており、すぐに立つとふらつくことがあります。練習が終わったとき、すぐには立ち上がらず、1分間程度目を開けたまま静かにその姿勢で過ごすと良いでしょう。

(2) 心身のリラックス―自律訓練法

自律訓練法はドイツの精神科医シュルツ（Schaltz, J.H）が開発した一種の段階的自己暗示法であり、基礎練習（標準練習）とそれを基礎にした上級練習からなります。

この目的は心身をリラックスさせることであり、①疲労の回復、②情緒の安定、③自己統制力の増大、④仕事や勉強の能率を高める、⑤痛みや苦痛の緩和、⑥内省力や自己恒常性が増す、などが効果としてあげられています（佐々木、1976）。

基礎練習は背景公式も含めて、通常、次の7段階からなります。

背景公式　気持ちが落ち着いている
第1公式　両腕両足が重たい
第2公式　両腕両足が温かい
第3公式　心臓が静かに規則正しく打っている
第4公式　楽に呼吸をしている
第5公式　お腹が温かい
第6公式　額が気持ちよく涼しい

やり方は、先に述べた深呼吸をし、目を閉じます。この中でゆっくりと、まず「気持ちが落ち着いている…気持ちが落ち着いている…」と背景公式を繰り返します。次に第1公式に進み、「右手が重たい…右手が重たい…」とやはり心の中で唱えます。両腕両足の重さの感

4章 「自分流」日常生活の工夫

覚が分かってきたら、さらに第2公式に進み、「右手が温かい…右手が温かい…」となります。第1公式、第2公式については、慣れるまでは利き腕、反対の腕、利き脚、反対の脚という順序で行うのが好ましいと言われています。前の公式が習得できたら、必要に応じ、同様に第3公式以降も進んでいきます。

通常2〜3分の練習を1回として、それを2〜3回行い、これを1セッションとして1日2〜3回行います。また毎回練習を終了する時には、両手の開閉運動、肘の屈伸、背伸びなどの消去動作を必ず行い、日常生活に必要な緊張感を回復させることを忘れないでください。

自律訓練法を行う上での注意点として、第一に「気持ちを落ち着けよう」「腕を重くしよう」というように強く意識してはいけません。リラックスしようとして逆に緊張してしまうという矛盾が生じるので、自然にそのように感じるのを待つ姿勢が大切です。第二に第3公式以降については、心身の状態によっては避けたほうが良い場合もあります。第2公式まで習得すればかなりのリラックス感が得られますので、がんの患者さんの場合にはここまで練習すれば十分でしょう。

度の練習で感覚をつかむことは難しく、継続した練習が必要です。四肢の重感や温感は、通常練習を開始して数日から1週間程度で出始めることが多いのですが、2〜3週経っても出ない人もいるなど個人差があります。また練習効果に伴う心身の変化は、それより少し遅れて生じ始めますので、習慣として行うことが望ましいと言えます。

いずれの方法も最初慣れるまでは不自然に感じるかもしれませんが、一度習得すれば、どのような場所でも手軽にリラックスすることができるようになりますので、ぜひチャレンジしてみることをお勧めします。

● それぞれ自分らしい方法で

がんという疾病に罹患した患者さんと接する中で、私はそれぞれの方が自分らしい方法でこのつらい事態に対処されていることを実感してきました。現実を見ないで、自分の精神的安定を保とうとする方。逆に現実を見つめることにより、自分の生命の大切さを実感して日々を精一杯過ごす方。…どれが正しいとか間違っているという

のではなく、いずれもその方のつらさを感じることのできる対処法であると思います。

人によって、このつらく悲しいできごとに対する対処法も違いますし、望んでいることも違います。私は個々の患者さんの価値観、人生観を尊重し、その方らしく生きていただくことを願ってカウンセリングというかたちで患者さんと関わってきました。しかし患者さん皆さんは、本来自分でそのつらさに立ち向かう力をおもちです。この突然の事態に一時的に圧倒され、その力が発揮できないだけです。その本来の力を取り戻し、自分で自分の人生を歩むお手伝いをするのが、私たちの役目なのです。

本節ではストレス対処理論、タイプC、ソーシャルサポート、リラクセーション法の観点から、実際に行われている方法や理論をいくつかご紹介しました。今悩んでいらっしゃる皆さんがご自分らしく生きていただく上で、多少なりともお役に立てば幸いです。

主な引用・参考文献

・浅野茂隆・谷憲三朗・大木桃代（編著）『ガン患者ケアのための心理学――実践的サイコオンコロジー』。真興交易医書出版部、1997
・ラザルス R. S. 講演 林俊一郎（編・訳）『ストレスとコーピング』。星和書店、1990
・ラザルス R. S. & フォルクマン S.（著）本明寛・春木豊・織田正美（監訳）『ストレスの心理学――認知的評価と対処の研究』。実務教育出版、1991
・町田いづみ・保坂隆（著）『医療コミュニケーション入門』。星和書店、2001
・日本健康心理学研究所（編）『ストレスコーピングインベントリー・自我態度スケールマニュアル』。実務教育出版、1996
・佐々木雄二（著）『自律訓練法の実際』。創元社、1976
・スピーゲル D. & クラッセン C.（著）朝倉隆司・田中祥子（監訳）『がん患者と家族のためのサポートグループ』。医学書院、2003
・テモシック L. & ドレイア H.（著）大野裕（監）岩坂彰・本郷豊子（訳）『がん性格――タイプC症候群』。創元社、1997
・内山喜久雄（著）『講座サイコセラピー2．行動療法』。日本文化科学社、1988

アンケートから

Q. 治療中、カウンセリングを受けたり、心療内科・精神科を受診したことはありますか (n=189)

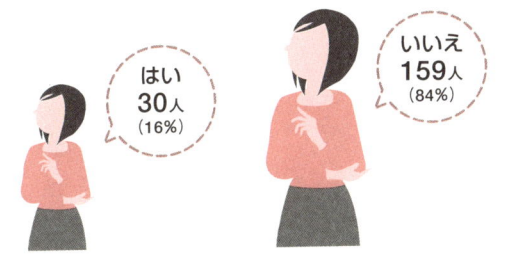

はい 30人 (16%)
いいえ 159人 (84%)

VOICE

精神科医を受診して

- 実は再発してすごくショックだったので精神科クリニックに行きました。抗がん剤を拒否した不安をすごく話したら、「そのままで大丈夫ですよ」と言われ、安心しました。
- 治療に疑問をもち、精神的に追い込まれ、実家の母と妹が見かねて精神科受診を勧めてくれた。現在も精神分析の先生に月1回60分話を聞いてもらい、生きていることの意味について自分を見つめている。

Q. 現在、再発・転移について不安を感じていますか (n=188)

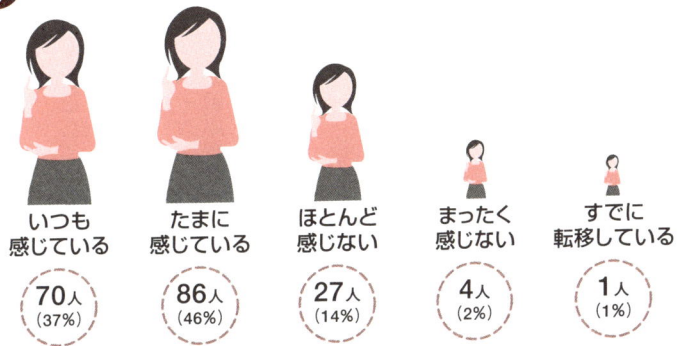

いつも感じている	たまに感じている	ほとんど感じない	まったく感じない	すでに転移している
70人 (37%)	86人 (46%)	27人 (14%)	4人 (2%)	1人 (1%)

80％以上の方が再発・転移の不安を感じています。しかし心療内科・精神科受診率は低いのが現状のようです。

家族との関係を見直すきっかけとなるかもしれません

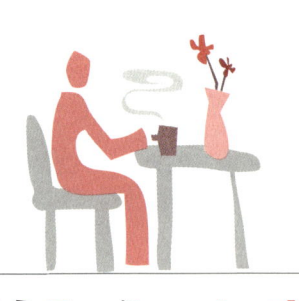

私たちは、誰かとつながりをもち、支え合いながら毎日を過ごしています。しかし病気になったとたんに孤独感を抱くのはどういうわけでしょうか。直接お話を伺った患者さんたちからは、「乳がんになってみなければ分からない、理解してもらえない」という言葉が多く聞かれ、「患者同士でも、がんのできた場所によっても違う、再発・転移しているかいないかでも分かりあえない」との意見さえありました。ここでは、家族も含め、周りの人々との関係を考えてみたいと思います。

● 患者としての思い

アンケートで「気持ちの面で支えられていると感じる人は誰か」を尋ねてみたところ、配偶者のいる方は190人中148人でしたが、1位は「同病の友人・知人」という結果でした。実際に、乳がんと診断されて7年余り経つ53歳の方からは、「家族には大事に至るまで言うつもりはないつもりでおります。心配をかけるだけで、言ってもどうにもならないことだから。主人も息子も毎日遅くまで働いておりますので」との意見が付記されており、独りで受け止めている様子がうかがえました。

また主婦として、治療に際し家庭や家族のことが気にかかるという方も少なくありませんが、実際にどう対応されているか気になります。アンケートでは「母親や夫、子供など家族が力を合わせた」例が多く、その他、友人の協力、保育園の一時預かり、自治体のサービス、ヘルパーの派遣など社会的サービスを活用した人もいました。年齢が高くなるにしたがい、子育てから親や配偶者

4章 「自分流」日常生活の工夫

の介護問題が浮上してきます。病気になるとそれまでの家族関係が表出するという話をよく聞きます。乳がんをきっかけに家族との関係にどういう変化があったのか、また患者さん自身はどう接して欲しいと思っているのか、何人かの声をご紹介しましょう。

❦ **Aさん**
「夫が家事に対して優しくなりました。無理しなくて良いと言ってくれ、外食もOKです。笑うことが良いと言ったら、冗談を言って笑わせてくれます。がんってイメージが悪いのですが、家族でも職場の人でも普通に接してくれるのが良いですね」

❦ **Bさん**
「うつ、って表に出ないから、一番身近な人にとっては、ただのワガママにしか見えないんですね。ただぎゅっと抱きしめてくれればいいのに、甘ったれるな、俺だって仕事してるんだ…とか、結構家庭内でバトルがあります。家族が病気と闘う同志になり得れば良いですね」

❦ **Cさん**
「高齢の母がおります。自分への依存度が高くなってきていたので、強いストレスになりました。しかし今は、それが私の生きる力になっていたのかもしれないと思えるようになりました」

❦ **Dさん**
「夫も変わってくれました。家事など何もできない人でしたが、私が入院している間にできるようになりました、亭主関白でなくなったんです。結婚生活の前半が不服だったものを、今、取り戻しています。私は、人に良く思われようというクセが小さい時から付いているんですが、それを止めなきゃいけないと思いました」

❦ **Eさん**
「家族（夫、実の両親、妹）が支えです。友人は、病気のことを話しても私を特別視しなかったことがうれしかったですね。お姑さんとは以前もめていたんですが、私が乳がんと分かって、夫が『いろいろごめん。自分が悪かった』と謝ってくれました。その時、夫のことが初

161

めて分かって、夫におんぶに抱っこで生きていきたいと思いました」

🌸 Fさん

「乳がんになってからは、家族か病院で顔見知りになった人以外、付き合いの浅い人とは付き合わなくなりました。特に幼稚園のお母さんたちとは。彼女たちって一番健康っぽいから。分からない人と話しても傷つくことを言われるんです。家族には、愚痴でも何でも聞いてくれること、一緒に怒ったり泣いたりしてくれれば良いと思います」

🌸 Gさん

「私が病気になったら主人がすごく優しくなりました。一緒に（病気の）階段を上ってくれたので、感謝しています。『絶対に（病気の）お母さんを死なせない』と私に言ってくれた主人の言葉がお守りです。脱毛ではげ頭になった時、子供たちが『お母さんの頭の形良いね』と言ってくれ、嬉しかった。ユーモアで包んでくれて、家族のつながりが深くなったと思います」

🌸 Hさん

「主人は治療について調べてはくれませんが、何かあったらすぐに助けてくれます。診断された当時は子供には病気のことを話さなかったんですが、今はすべてオープンにしています。分かってもらえている状態のほうがかえって良かったです」

🌸 Iさん

「身内の女の人は頼りになります。夫（海外赴任中）や子供（息子）が支えになることはありませんでした。（子供には）母親が病気という弱みを見せたくなくて、頑張っちゃいました。家族には弱みを見せなかったんです。でも最終的に夫に甘え、海外赴任から帰国を頼みました」

🌸 Jさん

「全部自分一人でやりました。私は逆に家族を介護しなければならず、家族に頼られていることが力になっています」

162

4章　「自分流」日常生活の工夫

Kさん

「最初の治療の時は家族に言いましたが、再発時は言わなかったです。友達には、言うとだんだん話が広がるので黙っていたし、職場には、辞めさせられると困るので隠していたんです。一緒に住んでいる姉だけに病気のことを言いました」

Lさん

「親には言っていません。再発しない限り言うつもりはないです。夫にはがんと分かるまで言いませんでした。優しい人なので落ち込むと思って。言った時、夫は黙って私の話を聞いてくれていたと思っていた友人には裏切られました。病気のことを周りの人に広められ、最終的に縁起が悪いと私から去っていったんです。それで、今は他の人には（病気のことは）言っていません。自分が強いわけではなく、傷つくのが恐くて周りには言わなかったんです」

Mさん

「娘の（生き方の）手本になれれば命をかけても惜しくないと思っています。同病者とはあえて付き合いません。人と比べないことが幸せにつながると思います。心配してくれているけれど何も言わないという友達が一番有り難い。一番励みになるのは、私の選んだ方針に賛成してくれることです」

● 家族としての思い

一方、患者さんの家族は、乳がんをどう捉え、どう向き合っていこうと思っているのでしょうか。

「私にとって乳がんは妻として、母親として、家族として"家庭崩壊"のイメージがあります。でもそれは乳がんとしてではなく、がんそのものからくるイメージかもしれません」と、夫（54歳）は、乳がんへのイメージを記しました。言葉に出しては言わないけれど、家族としての思いがあるはず。そこで、アンケート形式で綴ってもらった家族の気持ちをいくつかご紹介します。

●Tさん、41歳、夫、自営業

◇家族が乳がんになって変化したこと：「自分の仕事、

163

［生活スタイル、人生観］妻のためにできる限りのことをし、妻の人生観や生き方に合った平穏な生活が送れるよう、自分自身も精一杯、妻のために丁寧に生きていかなければと思いました。

◇患者のために留意していること：妻との会話を大切にして、日々、希望の灯をもって、気持ち良く生活が送れるよう心がけています。

◇患者に希望すること：不安と苦悩の毎日で、やっと今をしのいでいると思いますが、夫として妻の気持ちを優しく受け止めて、命を長らえるためにいろいろ模索し、一緒に病気と闘いたいと思っています。とにかくあきらめずできるだけ長く生きて欲しい、それだけです。

◇治療中、家族としてつらかったこと：抗がん剤投与によっての副作用。特に髪が抜けショックを受ける妻の姿、苦悩を見ているのがとてもつらかったですが、愛情をもって穏やかな毎日を過ごせるよう、精神的なケアができるように対処しました。

◇同病の患者をもつ他の家族へのメッセージ：病気と向き合うのは、治療のつらさはむろんなんですが、精神的なつらさもあります。家族として大切な人の今の生活を守るため、心に抱える不安や悲しみを一緒になって考え、闘って欲しいと思います。

◇現在の乳がん治療にひとこと：現在、アメリカで承認されている薬が日本では未承認というケースも多いです。実績のある薬であれば早く承認して、医師は最新の情報をもち、患者の病状を考慮に入れ、患者とともに考える治療方針を確立し、積極的に治療をして欲しいと思います。

●Oさん、71歳、母親、主婦

◇家族が乳がんになって変化したこと：［患者との関係］患者（娘）のことが頭から離れない。少しでも会っていたい（遠いので）。

◇患者のために留意していること：少しでも心安らかに過ごして欲しい。どんな言葉をかけてあげたら安まるだろうか。体に良い薬、健康食品に出会ってほしい。それ等の活用・効用、情報は関心をもって集めている。

◇患者に希望すること：がんに負けないで、心を強くもって（無理かもしれないが）、治療を受けて欲しい。納得のいく治療、医師に出会うことを祈っている。今はた

4章　「自分流」日常生活の工夫

だ再発もなく人生を全うして欲しいと祈っています。

◇治療中、家族としてつらかったこと‥谷底に突き落とされたような、人生の希望を見失った本人の姿を見、どんな言葉をかけたらいいか分からなかった。だまって「愚痴」を聞くことと、側にいることだけだった。できることなら代わってあげたいと思っている。

◇同病の患者をもつ他の家族へのメッセージ‥セカンドオピニオンを利用して納得のいく手術と治療、医師に出会うよう助けてあげてください。精神的なケアが何より本人に必要と思う。

●Hさん、51歳、夫、会社員

◇家族が乳がんになって変化したこと‥[生活スタイル]子供の大学進学の断念。

◇患者のために留意していること‥できるだけストレスをかけないよう、普段の会話などに気を付けている。

◇患者に希望すること‥生きることをあきらめず、執念をもって立ち向かって欲しい。

◇治療中、家族としてつらかったこと‥手術後、2年を経過したときに肺に転移していることを告げられた時。

◇現在の乳がん治療にひとこと‥現在、免疫療法を受けているが、健康保険適用外の治療のため、経済的負担も大きい。難しい面もあると思うが、健康保険が適用されると良いと思う。

●Uさん、24歳、娘、ウェイトレス

◇家族が乳がんになって変化したこと‥[生活スタイル]食生活に気を配り、自分も胸の痛みが気になり、乳腺科に行った。

◇患者のために留意していること‥健康でいるための食生活に関する情報を得るようにしている。

◇治療中、家族としてつらかったこと‥家に母がいないのがさみしかった。お見舞いに何度も行った。転移しているかどうかという検査結果を待つのがつらかった。

◇同病の患者をもつ他の家族へのメッセージ‥乳がんに関する情報を得て、患者さんの力になってあげてください。

◇現在の乳がん治療にひとこと‥予防法を発見してほしいです。

●Aさん、59歳、夫、病院職員

◇家族が乳がんになって変化したこと‥[生活スタイル]家事を今まで以上に手助うようになり、食事を作る負担を減らすために外食が増えました。

◇患者のために留意していること‥病気のことに触れないように、そして日常生活に笑いがあるよう努力してきました。

◇同病の患者をもつ他の家族へのメッセージ‥患者さんが明るくいられるように、いろんなジョークを言って笑わせてあげること。

●Zさん、54歳、夫、グラフィックデザイナー

◇家族が乳がんになって変化したこと‥[患者との関係、生活スタイル、人生観]以前に比べるといろんな意味で対等に話し合えるようになった。良いもの悪いもの、良いこと悪いことを明確にした生活態度になっていった。またそれによって得た、ものの考え方や行動が今までの人生観に変化を与えたようだ。

◇患者のために留意していること‥何といっても、本人にとっての心配事、不安感を取り除き、また与えない接し方に注意をしております。それから家事に関しても、疲労をさせない程度に手助けをしております。

◇患者に希望すること‥現在の状態を維持するために、今の生活習慣を崩さない、また崩れないという気持ちを持続して欲しいです。

◇治療中、家族としてつらかったこと‥何よりも本人の精神的不安感がかなり伝わってきておりましたので、すべてに『ダイジョーブだよ』と言って、明るく振る舞っていましたが…。

◇同病の患者をもつ他の家族へのメッセージ‥キツイ言い方かもしれませんが〝自分で作った病気は、自分で治せ〟。これは本当の意味で自分しか治せない場合が多いと思います。強い信念を持って、現在の（悪い）生活習慣を変えてみてはいかがでしょうか。

◇現在の乳がん治療にひとこと‥（乳房）温存できるための最良の新しい治療法をいろんな角度から選択できる医師を自分の納得するかたちで見つけることが大事です。

4章 「自分流」日常生活の工夫

●Nさん、65歳、姉、ミニブティック経営

◇家族が乳がんになって変化したこと：特に変化したことはない。
◇患者のために留意していること：時々話を聞いてやる。肉料理、脂肪の多い料理をなるべく避けるようにしている。
◇患者に希望すること：元気でいて欲しい。
◇治療中、家族としてつらかったこと：仕事をもっていて、あまり力になれなかったが、知人の体験を聞き、それを参考にした。
◇同病の患者をもつ他の家族へのメッセージ：家族が不安がっていることを患者自身に気付かせぬ心配りを。

●Fさん、43歳、夫、広告デザイナー

◇家族が乳がんになって変化したこと：［患者との関係、自分の仕事、生活スタイル、人生観］家族や妻と過ごす時間を増やし、家族の絆がより強くなった。
◇患者のために留意していること：家事の手伝いをし、妻の負担を減らす。いつも明るくおおらかな気持ちで接する。

◇治療中、家族としてつらかったこと：精神面でのケア。いつも気持ちを寄り添ってできるだけ（本人が）不安にならないように努めた。
◇同病の患者をもつ他の家族へのメッセージ：つらい体験を乗り越えて、より一層充実した毎日を送れるよう患者さんと一緒に頑張ってください。

●Gさん、48歳、夫、会社員

◇家族が乳がんになって変化したこと：［生活スタイル］今までやったことのない家事等を手伝うようになった。
◇患者のために留意していること：話を良く聞く。
◇患者に希望すること：普段から少し心配性なので、できるだけ楽天的に考えて、気持ちをゆったりもって欲しい。
◇同病の患者をもつ他の家族へのメッセージ：必ず治ると家族が信じること。
◇現在の乳がん治療にひとこと：乳がんの専門医は、より先進的な治療法を研究して外科的処置以外の方法を開発して欲しい。

●Mさん、68歳、夫、無職
◇家族が乳がんになって変化したこと：[生活スタイル]家事仕事が多くなった。
◇患者のために留意していること：患者の精神面のケア、労働の請け負い。
◇治療中、家族としてつらかったこと：化学療法中の副作用に苦しむ（患者の）姿。
◇同病の患者をもつ他の家族へのメッセージ：患者は死を意識しがちである。精神面のケアを。
◇現在の乳がん治療にひとこと：治療も大切であるが、より早期発見の手法を確立すべきである。注意して検診していても発見が遅れるケースが多すぎる。

●Bさん、46歳、夫、会社員
◇患者のために留意していること：基本的に今までどおりです。
◇患者に希望すること：今までと変わらず、同じ生活を送って欲しい。
◇同病の患者をもつ他の家族へのメッセージ：無理をせず、生き方を変えず、自然に生活してください。無理を

するとそれがストレスとなります。
◇現在の乳がん治療にひとこと：とにかく主治医を信じること。信じるところまで自分自身をもっていくことが大切だと思います。そのためには、じっくり自分に合った主治医を見つけることです。

●Cさん、73歳、父親、無職
◇家族が乳がんになって変化したこと：[患者との関係]話があれば聞くという姿勢から、常に気づかいをして気持ちを引き立てるようにし、しかもわざとらしくなさりげない態度の中に、温かい気持ちをくみ取ってもらえるように心がけている。
◇患者のために留意していること：免疫力を高めるよう、気持ちを引き立て、温かな気持ちになってもらえるよう努力すること。具体的には3か月に1回の検診の際に、必ず同席し帰りには駅まで送っていくこと。（娘がファンの）阪神タイガースが勝った日には必ずメールを送ること。優勝祝賀会を1人1万円かけて楽しく催したこと。
◇患者に希望すること：前向きな気持ちで可能な対応策

4章 「自分流」日常生活の工夫

をできるだけ講じたあとは、生活の質の向上に努力すること。なかなか難しいことだが。

◇治療中、家族としてつらかったこと‥医師の無配慮な言動に娘が傷つき、四苦八苦していること。

◇同病の患者をもつ他の家族へのメッセージ‥周りの人間が気持ちを通わせる心づかいをして、本人の気持ちの立ち直りを助けてあげてください。押し付けはいけないようです。

◇現在の乳がん治療にひとこと‥医師が患者ひとり一人の心情（個人差が多い）に対応した言動で接してくれることを希望する。

●Eさん、夫、74歳、無職

◇患者のために留意していること‥自分の好きなことを積極的にするように気づかっている。

◇患者に希望すること‥定期的な健康診断を受けること。

◇治療中、家族としてつらかったこと‥家事を自分でしなければならず、今までまったくしていなかったので困った。妻の仕事は大変なことだと思うようになり、少しは家事に協力するようになった。

病気を契機に家族の絆が深まった人、逆に離婚に至ってしまったという人もいます。病気に立ち向かうには、かなりのパワーを必要としますし、一人で乗り切るのは容易ではないはず。パワーの源として、家族や友人、知人との関係を見直してみることも大切ではないでしょうか。

アンケートから

Q. 気持ちの面であなたが支えられていると感じる人は誰ですか （n＝190、複数回答）

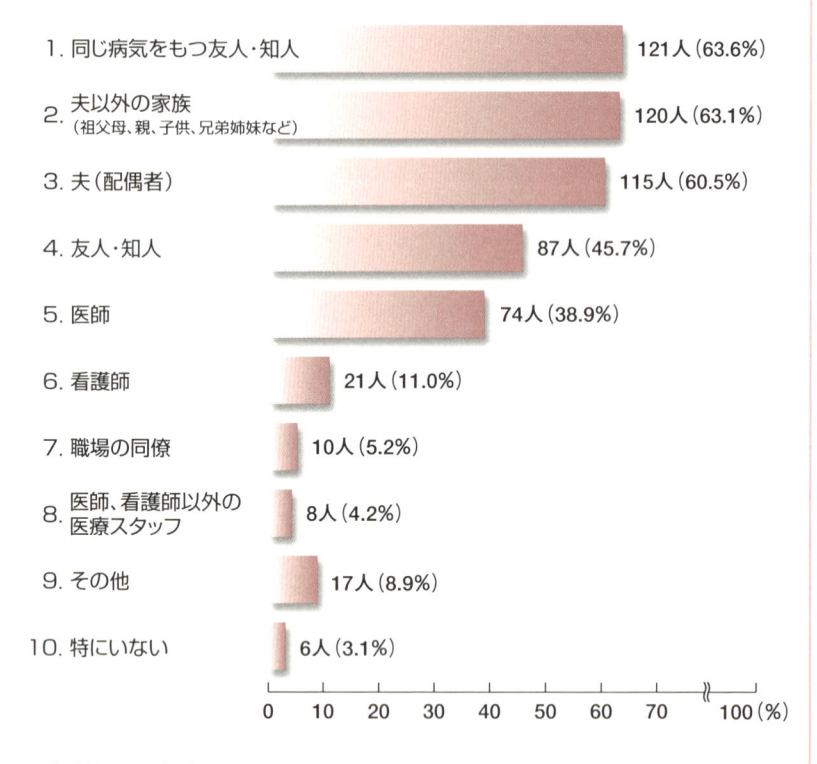

1. 同じ病気をもつ友人・知人　121人（63.6%）
2. 夫以外の家族（祖父母、親、子供、兄弟姉妹など）　120人（63.1%）
3. 夫（配偶者）　115人（60.5%）
4. 友人・知人　87人（45.7%）
5. 医師　74人（38.9%）
6. 看護師　21人（11.0%）
7. 職場の同僚　10人（5.2%）
8. 医師、看護師以外の医療スタッフ　8人（4.2%）
9. その他　17人（8.9%）
10. 特にいない　6人（3.1%）

配偶者をもつ人が148人にもかかわらず、こころの支えが「夫」とする人は第3位。やはり同病者が大きな存在となっています。回答者が患者会の会員ということもあるのでしょうか。

アンケートから

Q. 治療を受けるにあたって、日常生活（仕事、家事、家族の世話、趣味や地域活動など）や費用の面で気にかかったことはありましたか (n=181)

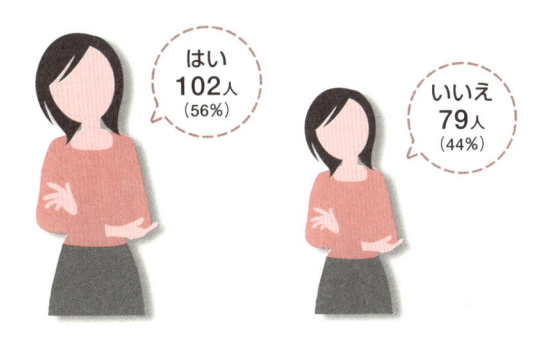

はい 102人（56%）
いいえ 79人（44%）

VOICE

気にかかったこと

- 主人が生命保険のがん保険（ファミリー保険）に入っていたのでお金の心配はないし、家族は適当にやっていくだろうと。結局、気になったのは仕事に早く復帰できるかどうかでしたね。
- 仕事を続けられるかどうか、親の介護と重なり自分自身の体力に自信がなく、退職しました。
- 家事や子供の世話は、同居の母や夫の協力を得て乗り越えた。
- 親が生きているときは病院の付き添いがあり、スケジュールと体調の調整をしなければならないことだけでも疲れた。
- 夫も病気療養中のため、買い物のできる人がおらず、5か月間ほど、ヘルパーさんに1週間に2度ほど来てもらった。
- 仕事はフレックスタイムを適用してもらいました。家事は近所の人に手伝いを頼みました。
- パートに行っていたので、仕事を辞めなければいけないと思っていましたが、会社の配慮で4か月ほどで戻れました。
- 化学療法により仕事を中断せざる得なかった。人に会う仕事にもかかわらず脱毛があったこと。対処なく受け入れるしかなかった。

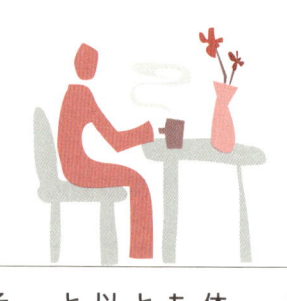

私らしく生きるためのメッセージ

患者さんの中には、乳がん発症をきっかけに仕事を辞めた方、勤務先には偽りの理由で休暇を取ったという方、店の経営をしているため休業期間が心配だったという方、1日でも早く職場に戻りたいと願った方、スケジュールを1か月以降は考えないようにしているという方もいれば、先々の予定を入れることで前向きの姿勢を取っている方もおり、いろいろな考え方があることを改めて知りました。

人生をいかに充実した豊かなものとするか。これは病気の有無に関係なく、誰もが求め、そして自分で描くものではないでしょうか。

本書を締めくくるにあたり、皆さまへのメッセージとして何人かの方の声をご紹介します。

● Aさん、43歳（病歴10年）

「前回も今回も抗がん剤は拒否しました。私はバンド活動をしているので、脱毛が嫌なんです。今、バンドに夢中で、こういう打ち込める何かがあれば少し違うかもしれません。でも家事はおろそかにせず全部やります。私の治療選択の基準は、いかに長く普通の生活ができるか。主人や母には抗がん剤治療を受けて欲しいと言われました。でも、やっぱり私の人生だから。それで寿命が1～2年延びても、いきいきしていないと思いますよ。病気をして、ものの見方や感じ方が変わったと思います。落ち葉がすごくきれいだとか、見向きもしなかった小さな花に気付くようになりました」

● Bさん、45歳（病歴2年）

「ガーデニングの花や飼い犬が気持ちを潤してくれます。（乳がんになる）以前は向上心の固まりでした。で

4章 「自分流」日常生活の工夫

も今は楽しんで生きていきたいと思うようになり、仕事をセーブして自分が本当にしたいことを考えて日々を過ごしています。今、手の中にあるものを大切にしようと思っています。いけるところまで頑張ろうっていう気持ちですかね。英語教師を2年間中断していましたが、週1回の割合で再開します。ストレッチ教室にも行き、今度はフラメンコを習い始める予定です。私は、すごく落ち込むタイプなので、とにかく体を動かして'生きている'という瞬間を味わいたいんです」

●Cさん、44歳（病歴13年）

「母親、嫁、妻という役を一生懸命やりすぎたと思っています。今は、友人などとおしゃべりしているのが一番楽しい。楽しいことを生活に取り入れていこうと思っています。がん患者さんの集まりで気功を始めたんですよ。でもじつはその時が一番がんのことを考えてしまいます。孤独にならず、信頼できる医師を見つけ、光の当たっている部分を見ていきましょう」

●Dさん、67歳（病歴15年）

「私は戦中派ですから、妻はこうあらねばならないと刷り込まれて育ってきたんです。だからそれを捨てて、自分が変わろうと思いました。自分にとって嫌なことは頑張らず、楽しいことばかりやるようにしています。週に1回は山歩きに行っています。歎異抄の学習会に出たり、娘がアイルランド人と結婚したのでケルトの歴史や英会話を勉強しています。フォスターペアレント（途上国の子供たちの支援）にもなっています。月に1回は映画を観たり…。人はいつか必ず死ぬんですから、現実を受け入れることですね。私の治療選択の基準は、命。誰かのために自分は必要とされているから、もう少し生かしてもらえる方法を採りますね」

●Eさん、50歳（病歴2年）

「がまんしない。怒りたいときは怒る。感情をオープンにする。がんになる前より、精神的に強くなったように思います。自分の生き方や考え方が変わりました。私は、何をやるにも大事にしようと思うようになりました。（生存期間などのデータと比べず）何十年生きたと、自

分で記録を作ればいいと思っています」

●Fさん、43歳（病歴5年）

「ぐずぐず言って、体調を悪くするのはばかばかしいし、何歳まで生きられるかは誰も分かりません。分からないことにくよくよしても、がんになっても人は変わらないし、性格を変える必要はないと思います。幸せを求めないと幸せになれないように、生きたいと思わないと生きられません。どん欲になったほうが目に見えない生存率が上がると私は思っています。常に情報のアンテナをもち、人とは比べない。病気のことは内に秘めないで言いましょう」

●Gさん、43歳（病歴1年）

「アルバイトをしていましたが、病気を契機に辞めました。診断から手術までの期間、家に引き込もってしまったんです。先月までがんのことが頭から離れなかったのですが、そのうち疲れてきて、忘れている時間が徐々に増えました。患者会で仲間ができたことも大きいです」

●Hさん、42歳（病歴7年）

「私は薬が嫌いではなく、抗がん剤も副作用がつらかったけれど嫌ではありませんでした。今も抗がん剤治療を受けているので体力を維持したいです。そのためのすごい量のニンニクを食べています。近所の人にもがんであることを言っています。（人間関係で）つまらない悩みを抱えたくないんです」

●Iさん、54歳（病歴9年）

「現在、仕事はしていません。とにかく楽しい気分でいようと心掛けています。最初は、3年生きられるか、5年生きられるかと不安でした。まさか9年も生きられるとは思っていませんでした。その後、再発しながらも20年元気でいる人に会い、希望がもてました。それは有り難かったです」

●Jさん、54歳（病歴4年）

「自分自身が十分納得するまで医師と話し、しっかりと自分の病気を受け止め、前向きに取り組んでいくことが、精神的な立ち直りにつながっていくものと思います。

4章 「自分流」日常生活の工夫

医師から乳がんと言われたときの、真っ暗な深い海の中に沈んでいくような、とうてい浮かび上がることはないと思っていた気持ちも1年、2年と経つうちに生きる力を取り戻していくのを感じる時、人間ってすごいなって思えてきます。どんな状況に出会っても、受け止めていけるものなんですよね。そして、これまでの生き方を見直す良いきっかけともなっています。自分をもっと愛おしんでいこうと思うようになりました」

●Kさん、46歳（病歴5年）

「治療法はいろいろあります。人それぞれ顔が違うように乳がんのタイプも人によって違っています。前向きに明るい気持ちで病気と向き合ってください。私も乳房を取りましたが、この病気になって多くの仲間、支えてくれる家族の有り難さが良く分かりました。得るものも多かったと思っています」

●Lさん、41歳（病歴2年）

「同じ病院に通っている方の中には、自分の病期や薬剤名すら知らない人がいます。私は、知っていたほうが

恐怖におののかないかと思っていますので、自分で調べますし、先生には遠慮なく聞きます。（病気から）逃げようと思っても逃げられません。逆に追いかけていくほうが生きられるのではないかと思います。私はワインが好きなので、毎晩主人と1本飲んでいます。今までどおりで良いじゃないかって思っているんです。普通に旅行に行っていますし、食べ物も変えていません」

●Mさん、53歳（病歴7年4か月）

「体調がすぐれないときや咳が続いたときなど、もしや？と思ってドキドキして眠れない日も過去にはありましたが、最近では毎日を楽しく、他人様に少しでも喜んでいただけるようボランティアに参加し、毎月の旅行で免疫力をアップするように心掛けております。家族には悪いですが、好きなようにさせてもらっております。私は同じ病気をもつ人にずいぶん助けられました。痛みを分かち合える友を見つけてください」

●Nさん、55歳（病歴1年7か月）

「何事も楽しみに変えて、カツラでおしゃれを楽しん

でいます。プール、旅行など進んで参加しています。病気とは長い付き合いになるので共存して毎日を楽しく、着実に生活することだと思います」

●Oさん、46歳（病歴7年）

「自然体で受け止めることだと思います。病気とどう付き合うかをゆっくり考えてください。がんだけが大変な病気ではありません。がんも含めての自分と今後どう生きるかだと思います」

●Pさん、54歳（病歴10年5か月）

「術後3年ぐらいは病気のことで頭がいっぱいになっていましたが、仕事をするようになり、前向きに物事を考えられるようになりました。私にとって仕事も前向きになる要素となりましたが、何でも良いので夢中になれるものを探すと良いようです」

●Qさん、63歳（病歴10年2か月）

「ずいぶん落ち込みました。限られた時間しかないと思ったとき、思い出作りをしようと心に決め、実行する

ことを心掛けております。いくら情報があっても決めるのは自分自身です。落ち着いて対処してください」

●Rさん、50歳（病歴4年6か月）

「普通の生活のペース（買い物、掃除、友達と会うこと、好きな絵画を観ることなど）をつらい時でも崩さないほうがかえって落ち込まないようです。体に優しいものを適量食べて便秘しないように、体を温めるよう心掛け、気晴らしをしていると結構良いようです。がん患者は高い所をついめざそうとして、かえって苦しむのではないでしょうか」

●Sさん、65歳（病歴25年）

「25年前は、がん＝死と思いましたが、生きることに向かって仕事もプラス思考で考えて過ごした。好きなスポーツや趣味に熱中し、物事を楽観的に考えてあまり落ち込まなかった。現実を受け止めて、治すときは医師と同行二人軒持ちで積極的に立ち向かうことが大切」

4章 「自分流」日常生活の工夫

●Tさん、52歳（病歴8か月）

「どんな小さなことでも目標をもつこと。楽しい遊びの予定などが良いです。また自分にできることを探し出しましょう。けっして自分を責めないでください。一人で抱え込まないで。あなたはあなたですから、ご自分をより大事にしてください。（あなたは）一人ではなく、必ず仲間がいます。勇気と希望を忘れないで」

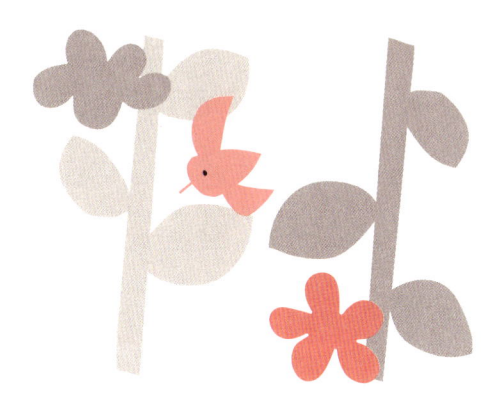

おわりに

この本の責任編集は、財団法人パブリックヘルスリサーチセンターです。この財団は、もともとはストレス研究を中心とし、メンタルヘルスを得意分野として研究や研究助成を行ってきた1984年設立の厚生労働省を主務官庁とする公益法人です。なぜこういう財団が「乳がん」なのか、どうしてこういう本が作られたか、には理由があります。じつは、亡くなられた一人の乳がん患者さんが発端です。

1999年12月2日にKさんが亡くなられました。Kさんのご主人は、誠意を持って治療に当たってこられた渡辺亨先生(当時国立がんセンター中央病院)に寄付を申し出られました。Kさんご夫婦は、私が昔からお世話になってきた隣人です。渡辺先生と私が出会ったのは1990年に北イタリア湖畔の素敵なホテルでした(相手が女性ならロマンティックであったでしょう)。ヨーロッパのがん共同研究機構のセミナーに、日本から2人、お互い面識がなく出席しておりました。私はがんを中心とした臨床試験の計画・解析を専門とする生物統計家です。このような職業は当時の日本では皆無に近く、この不足が日本の臨床試験基盤の弱さとして指摘されておりました。このセミナーは臨床試験の方法論に関するものであり、私の専門とするところです。専門ですから当たり前なのですが、渡辺先生の質問に丁寧に、そして渡辺先生からすればおそらく

明解に答えたようであり、帰国直後、がんセンター中央病院で繰り返しセミナーを行うことになりました。わが国での本格的ながん臨床試験の仕組み作りの時期でした。これが縁になり、私も研究組織に入り、がんセンターの先生方とは面識ができ、そして、寄付の件も当然がんセンター内に事務局がある某財団に申し入れをいたしました。

理解はできるのですが、日本の「官」的システムの融通が利かないことをまた認識させられました。寄付はいったんプールされ、偉い先生方の決定を経る必要があるので、渡辺先生直接というわけにはいかない、誰に渡すかも決められないし、乳がん研究というわけにもいかない、という返事だったのです。私の感覚では、Kさんにはとても伝えられません。そこで、当時お付き合いを始めたパブリックヘルスリサーチセンターにお話しにいったのです。ちょうど渡辺先生は、臨床試験支援を病院で行うコーディネータ（CRCと言います）教育をどうすればいいか、製薬会社から相談を受けておられました。当時の日本の臨床試験基盤の弱さの一つが、このCRC不足です。世界中でCRC抜きの臨床試験は考えられないのに、日本での本格導入はようやく始まった時期でした。

予想からいただくと拍子抜けなほど簡単に、そして好意的なお返事を、財団幹部の方からいただきました。そして、Kさんと複数製薬会社のご寄付に基づき「乳がん臨床研究支援事業」が2000年から始まりました。最初の事業が、がん臨床試験に関わるCRC教育であり、2003年度ですでに8回を数えました。幸いにも多くの関係者のご賛同を得て、この事業の中で研究者主導の大

規模臨床試験やQOL研究の企画・実施が始まりました。そして、乳がんの患者さんや治療に関わる医療者向けに対する正しい情報を提供するために、インターネットホームページ「乳がん情報ネット：http://www.csp.or.jp/net-work/」が立ちあげられました。ホームページの内容も次第に充実し、アクセスも増えてまいりました。

たしかにインターネットでの情報提供は、コンピュータを身近に使える方には便利なものの、一方、手軽に、自分の好きな場所で好きな時間に好きな姿勢で、気に入ったところだけ何回でも読みたいという患者さんからの希望も多数ございます。そこで、「乳がん情報ネット」の内容をふくらませて一冊の本にまとめてみました。これがこの本です。

乳がんの予防・診断・治療を進めるためには、臨床試験を中心とする研究が必要であり、患者さんのご理解とご参加が必須です。「私らしく生きる」ことが、ご自分そしてご家族も超え、次世代の健康と福祉につながることを期待したいと思います。

財団法人パブリックヘルスリサーチセンター　理事
乳がん臨床研究支援事業運営委員長
東京大学大学院医学系研究科　教授
生物統計学／疫学・予防保健学

大橋　靖雄

乳がん 私らしく生きる

2004年6月10日発行
2004年8月20日2刷

編　　財団法人パブリックヘルスリサーチセンター

発　行　ライフサイエンス出版株式会社
　　　　〒103-0024　東京都中央区日本橋小舟町11-7
　　　　TEL.(03)3664-7900　FAX.(03)3664-7735
　　　　Email:info@lifescience.co.jp
　　　　URL:http://www.lifescience.co.jp/

印刷所　三報社印刷株式会社

Ⓒ ライフサイエンス出版 2004
ISBN4-89775-191-8 C3047